JN127142

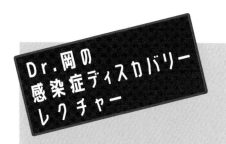

Dr.岡の
感染症ディスカバリー
レクチャー

●著 岡 秀昭

埼玉医科大学総合医療センター
総合診療内科・感染症科教授

サル痘特講

中外医学社

序

　新型コロナウイルスの国内第7波がようやく落ち着きつつある．目の前のコロナの7波の対応や，今後の対策，さらに，冬を迎えるにあたりインフルエンザの脅威など医療に対する課題は山積している．医療のみならずウクライナ戦争や進む円安，元総理の国葬問題などもあり，なかなか大変な令和の世の中であるが，忘れてはならないのが，このサル痘だ．

　感染力の問題から，おそらく新型コロナウイルスのような事態にまでなる可能性は低いだろうが，水面下で依然として感染は拡大している．本文中でもあるように，性感染症としての特徴も持つ本感染症は，このように水面下にゆっくりと持続的な流行が続く可能性がある．

　おそらく，じきに様々な医療機関で患者が報告されてくると考えて，準備していた方が良い．本書はそのために院内の職員対象に行った講義を書き下ろしたものである．加えて，性感染症の診療の基本を理解して頂くための講義も収録した．

　新型コロナウイルスにおいても，デマや差別偏見といったウイルス以外の戦いが現場の負担となったことは忘れられない．サル痘においては，新型コロナウイルス以上に差別や偏見の目にさらされることにWHOは警鐘を鳴らし，病名自体の変更も検討されている．

　差別や偏見の一部は，不正確な知識からしばしば生まれてくる．流行が拡大してしまう前に，多くの医療従事者の皆様に，わかりやすさを第一に心がけた本講義録を一読いただいて，差別偏見なく，本来はどこでも診療できるはずである本4類感染症の診療の参考になれば幸いである．

2022年10月

岡　秀昭

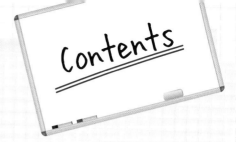

Contents

PART1　サル痘

PART2　知っておきたい性感染症診療

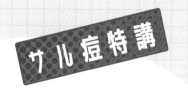
サル痘特講

Part 1

サル痘

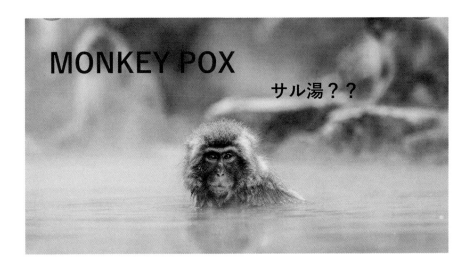

MONKEY POX

サル湯？？

はじめに

　サル痘についてここまでわかっていることと，医療機関でどのように対応するかについて講義したいと思います．「さるとう」と響きだけ聞くと，「サル湯」と思い浮かべる方もいるかもしれません（笑）.

　冗談はさておき，monkey pox，サル痘という名前を聞くと，サルの感染症だと多くの方が誤解されるのではないかと思います．実はサルも他の動物から感染する立場の生き物でしかなく，ウイルスを元来に保有しているのはおそらくサルではないと推定されています．したがって，サルからすると不名誉なネーミングかもしれません．ではなぜ「サル痘」という名前になってしまったのかというところから始めたいと思います.

基礎・疫学

　サル痘は，1950 年代にウイルス学者が東南アジアでポリオの研究をしていた時に，たまたまその実験動物であったアカゲザルに感染している際に見つかった新しいウイルスであったことが名前の由来です（図1）.後で詳しく述べますが，天然痘と同じオルソポックスウイルス属

JCOPY 498-02142

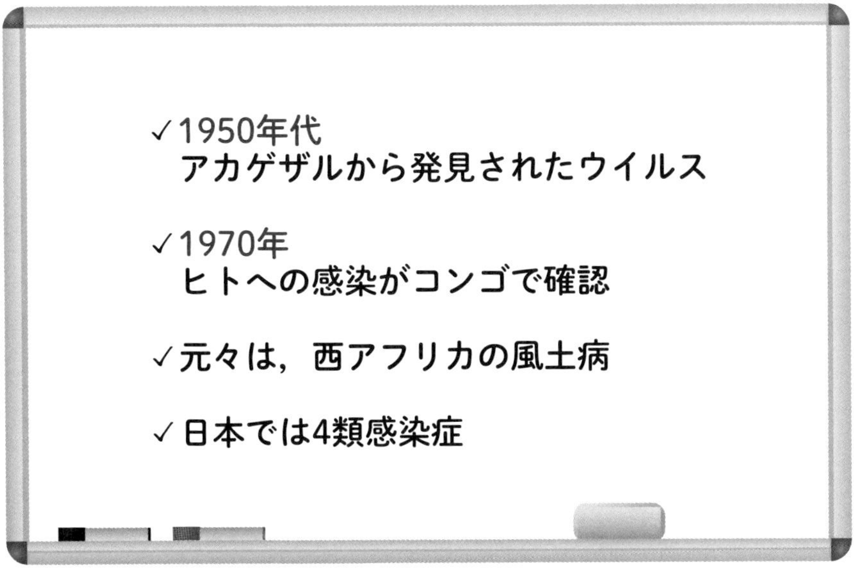

図1 サル痘（monkey pox）

であることから，monkey pox という名前がつけられました．サルに感染症を起こしたウイルスであったため，当初はサルからヒトへの感染や，ヒトからヒトへの感染が起こるかどうかはわかっていませんでした．ところが，1970年にヒトへの感染が西アフリカのコンゴ（発見当時の国名はザイール）で確認され，サル痘はサルだけではなく，人畜共通つまり人間と家畜・動物の両方が感染するウイルスであることがわかりました．

　その後しばらくのあいだ，西アフリカや中央アフリカあたりでエピデミックとして局所的に患者が発生し，小さな流行を起こす，この地域特有の風土病という状態が続いていました．

　サル痘のウイルスの起源は大きく分けると2つあります．1つはコンゴなど中央アフリカを由来とするもの［コンゴ盆地型（クレード1）］，もう1つはナイジェリアやコートジボワールなど西アフリカを由来と

するもの［西アフリカ型（クレード 2 および 3）］に分かれます．中央アフリカ由来のコンゴ盆地型の方が重症化しやすく，ヒトからヒトへの感染も起きやすいため，感染性も，病原性も少し強いのではないかと言われています [1]．

日本ではこれまでずっとサル痘の感染例は出ていませんでした．動物由来の感染症は大体が 4 類に分類されており，サル痘も 4 類と位置づけられています．したがって，感染を認めた場合は報告が義務づけられています．

○ 感染源・キャリア

さて，冒頭でサル痘はサルの感染症ではないとお伝えしましたが，なぜそのようなことがわかったのでしょうか．このウイルスは中央アフリカ・西アフリカで局所的な感染が続いてきましたが，その間に何度か，アフリカからヨーロッパへ渡航する人たちを介して，全くの輸入感染症としてヨーロッパ諸国でのわずかな感染例も認めていました．

大きな変化は，2003 年にアメリカで起きたアウトブレイクです．これは，図 2 のようにプレーリードッグというアメリカの草原に生息する大型のネズミのようなげっ歯類の動物を介して起こった感染で，47 例が報告されました [2,3]．これにより，サルだけではなくげっ歯類にも感染することがわかりました．

どうしてアフリカの地域感染症がアメリカでアウトブレイクしたかというと，アフリカからペットを目的として輸入されたネズミのたぐい，つまり，げっ歯類の動物からペットショップなどを介して，アメリカ大陸に生息するこの可愛らしいプレーリードッグに伝染したのです．そして，プレーリードッグから最終的に人間にも感染が広がったと推測されています．幸い，このヒトへの 47 例の感染事例からは重症者や死亡例の報告はありませんでした．このことから推定すると，サル痘の重症化率や死亡リスクはあまり高くないと言えます．本原稿執筆時点で，ヒト

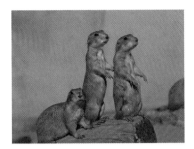

2003年 アメリカで
プレーリードッグを介した47例の
ヒトへのアウトブレイクが報告されている

サルではなく，
げっ歯類が起源？

人畜共通感染症
輸入感染症

写真はMedical Note 記事より

図2 アフリカ以外でも散発的な発生

での重症例や死亡例はアフリカで報告されていますが[4]，先進国では今のところ少数の報告にとどまっています［＊スペインなど感染者数増加に伴い死亡者は報告されているが，死亡率は低い］．

このアメリカのアウトブレイクの事例から，最初はげっ歯類を介して流行が始まる感染症ではないかと推測されていますが，実際にどのようなげっ歯類が起源なのかはまだわかっていません．

○ 2022 年の大流行について

このように，サル痘はヒトと動物で共通する人畜共通感染症，そして輸入感染症として歴史を刻んできました．そのサル痘がなぜ2022 年，世間を騒がせる国際的な流行となっているのでしょうか．それは，アフリカという特定の地域のみで起きていた感染症が，ヨーロッパの各地で次々と報告されたことに始まります．

　これまでのヨーロッパでの感染例は，渡航歴が明らかで確実な輸入感染症で，アフリカからの渡航歴がある，またはそのような感染者との接触歴があるなど，感染経路がたどれるものでした．しかし，今回の2022年のアウトブレイクでは，海外渡航歴のない人からサル痘の感染者が次々に報告されました．最初に感染例が出たのはイギリスで，2022年5月6日に報告されました[5]．その後，ヨーロッパ各国で同じように渡航歴のないサル痘患者が報告されたのです．おそらく，いつの間にか気づかないうちに，アフリカから持ち込まれたウイルスがヨーロッパ中に広まってしまい，今ではアフリカへ渡航歴がなくてもサル痘にかかりうる状況になってしまったと推測できます．

　6月28日時点で世界で4,769例，7月27日時点で19,188例まで感染者数の報告は増えています（図3）．ついに7月25日には日本でも感染者が報告されています．

　このようにサル痘は世界的流行となっているため，WHOは日本時間の7月23日夜に感染の拡大が続いているとして「国際的に懸念される公衆衛生上の緊急事態」を宣言しました．このような宣言は現在流行しているCOVID-19に次ぐものであることからも，とても心配される事態になりつつあると考えられます．現時点でサル痘の感染者数が多い主な地域はイギリスを筆頭に，スペイン，ポルトガル，ドイツなどヨーロッパ諸国やカナダ，アメリカなどです．今回のアウトブレイクのポイントは，アフリカ渡航歴のない人たちの間で感染がすでに拡大していることです．ヨーロッパ諸国ではもはや輸入感染症ではなくなってしまいました．日本ではこれまで感染例がないものの，アフリカ以外のヨーロッパ・カナダ・アメリカなども含め海外から持ち込まれる恐れがあり，水際対策がとられていたなか，ついに1例目が見つかったという状況です．今後どのように感染が拡大するかによって，ヨーロッパ同様に日本でも輸入感染症ではなく，国内で感染が広がっていく恐れもありますが，現時点では海外渡航歴の聴取は大切です．

　まだ日本では輸入感染症として警戒されているフェーズだと思います．

サル痘報告例上位 10 ヵ国と日本（2022 年 9 月 6 日付）		
	感染者数	死者数
アメリカ	19,833	0
ブラジル	6,749	2
スペイン	5,525	2
フランス	3,646	0
ドイツ	3,505	0
イギリス	3,484	0
ペルー	1,724	0
カナダ	1,289	0
オランダ	1,172	0
コロンビア	938	0
日本	4	0

上位 10 ヵ国で世界全体の 87.5％を占める.

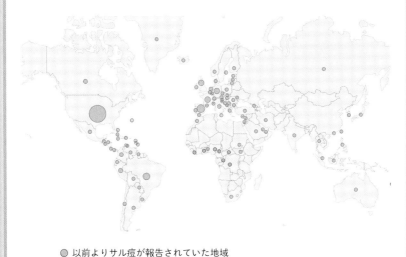

◉ 以前よりサル痘が報告されていた地域
◉ 2022年の流行ではじめてサル痘が確認された地域

図3 2022年の大流行について
(https://www.cdc.gov/poxvirus/monkeypox/response/2022/world-map.html)

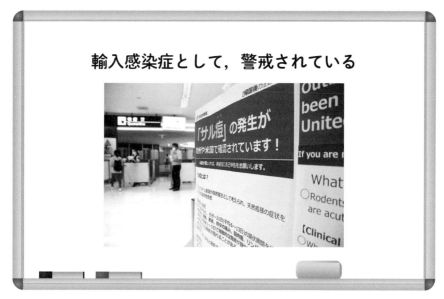

図4 輸入感染症として，警戒されている

　診断確定例の1名から他の人に拡大していないか確認中であると同時に，他の新しい感染者が海外から入ってこないか注視している段階です［＊9月21日時点で5例が報告されている］（図4）.

特徴

　今後サル痘が広がっていくかどうか，瀬戸際におかれているのが現在の日本の状況ですが，現時点ではコロナのような大きな流行には至らないと考えられています．ただ，散発的に患者が増え，一部では流行する恐れは十分にあると思います．そうした時に素早く診断ができることはとても重要ですので，多くの医療従事者にサル痘を気づくきっかけとなる知識を持っておいていただきたいのです．また，感染症ですから，万が一遭遇した時に医療従事者自身が感染しないためにも，その知識を深めておく必要があります.

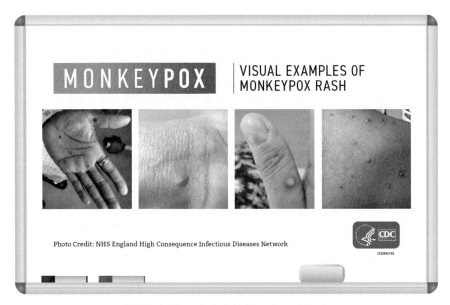

図5 急性の発疹を特徴とする感染症
(https://www.cdc.gov/poxvirus/monkeypox/resources/graphics.html)

　私自身も，まだ現時点ではサル痘の患者を診断したことはありません
が，感染症専門医という立場で，もしサル痘疑いの患者が来た場合には
なるべく早く気づき，早く診断すること，あるいは自分自身やスタッフ
に感染しないように防御するためにどのような知識が必要かという視点
で今回の講義をまとめています．

　サル痘のいちばん大きな特徴はやはり発疹です．基本的には急性の発
疹を特徴とする感染症になります．図5はCDCのホームページに掲載
されているサル痘の発疹の例ですが，顔面や四肢優位に発疹を生じます．
最初は丘疹といって中心が盛り上がったものや，紅斑がみられ，その後，
なかに水や膿が溜まった水疱，膿疱となります．水疱や膿疱が多発した
のち，それらが破れて痂皮化，脱落し治っていくという経過をたどりま
す．このような発疹を特徴とするということは間違いありません．

　さてサル痘の発疹は水疱になるとお伝えしましたが，水痘（水ぼうそ

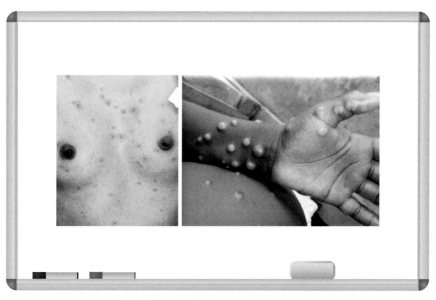

図6 水痘（水ぼうそう）の仲間?
（左：石川 治編．皮膚科カラーアトラス　臨床像と組織像．第3版．p308．中外医学社．2017.
右：https://www.who.int/health-topics/monkeypox#tab=tab_1）

う）の皮疹と見分けることはできるのでしょうか．また，発症初期には
水膨れにはならずに丘疹の形をとるので，発疹を伴う感染症の代表例で
あるはしかなども鑑別の対象になります．詳しくはあとで述べますが，
サル痘は性感染症という要素も含むため，梅毒やHIVとの鑑別も必要
になってきます．

　発疹をきたす疾患との鑑別の中で一番重要なのは，水痘との区別です．
図6に水痘とサル痘の皮疹の例を提示しましたが，違いを見分けること
はできるでしょうか．結論から言うと，見た目での区別はおそらく難し
いと思います．勘のよい方は，サル痘はアフリカに多い感染症であるこ
とを考えると，右側の黒人系の例がサル痘，水痘は黄色人種に多いので
左ではないかとわかるかもしれませんが，皮疹だけを見て区別するのは
おそらく難しいと思います．ここがポイントです．発疹の見た目でサル
痘とはしかや水痘の鑑別をすることは困難だという認識をしておく必要
があるのです．

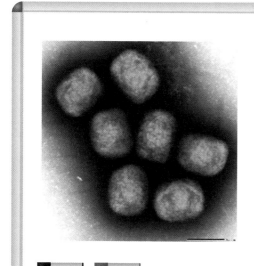

オルソポックス
ウイルス属

なかま
・牛痘
・天然痘!!
・ワクシニア
（天然痘のワクチンウイルス）

写真は国立感染症研究所HPより

図7 ウイルス学的には……オルソポックスウイルス属

ウイルス学

　　ここで，ウイルスのことを考えてみましょう．先ほど，見た目では水痘との区別が難しいと言いました．水痘はウイルス的には帯状疱疹と同じヘルペスウイルス属 HHV-3 である水痘・帯状疱疹ウイルスを原因として起こります．皮疹自体は似ていますが，サル痘のウイルスは水痘とは異なり，オルソポックスウイルス属という分類になります．電子顕微鏡で見ると図7のように，大きな球が集まったような形をしています．

　　ちなみに次頁にある図8はもう見飽きたかもしれない，いわずと知れたコロナウイルスの電子顕微鏡写真です．コロナウイルスは周りに突起があり王冠のように見えることからコロナという名前がついています．突起部分がスパイクタンパクで，ワクチンなどがターゲットする部分であると同時に，この形が変わることで感染力が変化したり，ワクチンの効果が下がってしまう変異株が生まれているのです．

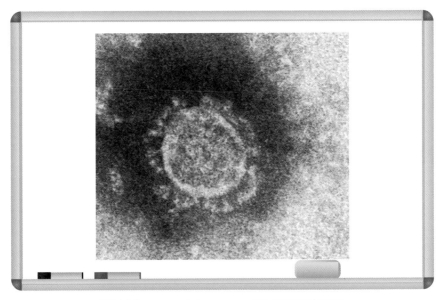

図8 新型コロナウイルスの電子顕微鏡写真

　話を戻すと，オルソポックス属のウイルスにも同じグループの仲間が
いて，そのうち代表的なものが天然痘です．サル痘の仲間は水痘ではな
く天然痘であり，他には牛痘，天然痘のワクチンになるワクシニアなど
が分類されています．サル痘は，水疱瘡よりも天然痘に近いウイルスだ
ということがポイントになってきます．

天然痘とは

　ここで，天然痘について少し学んでおきましょう．天然痘患者を診た
ことは私もないのですが，歴史を揺るがしてきた怖い感染症の1つで
す．日本でも，奈良時代には終息を願って大仏が建立されるほど猛威を
振るってきた疫病です．天然痘の致死率は20～50％でした[8]．
COVID-19の最初の頃の致死率が概ね2％ほどでしたが，それでも非
常に恐ろしい病気だと危惧されていたのに，その10～20倍の致死率と
いうことです．なお，現在COVID-19の致死率は小数点以下の非常に

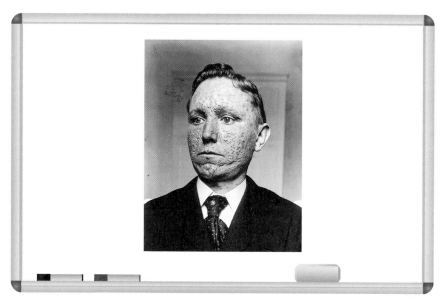

図9 天然痘によるあばた

Case Western Reserve University Dittrick Medical History Center online archive[6] より
(https://artsci.case.edu/dittrick/online-exhibits/smallpox/the-corlett-collection/)

低いものになっています（それでもインフルエンザより年齢層によって
は高い）．つまり天然痘は非常に致死率の高い，まさにこれこそTHE！
1類感染症という病気なのです．

　また，仮に運良く命が助かったとしても，**図9**のようにあばたとして，
しばしば顔などに目立つ痕が残ってしまいます．かつて俳優の渡辺謙さ
んが若い頃，NHK大河ドラマで演じたことのある独眼竜政宗こと伊達
政宗は眼帯姿が有名ですが，その失明の原因は天然痘です．天然痘は目
に感染すると角膜に障害を起こします（**図10**）．昔は天然痘が原因で失
明する人は少なくなかったようです．さらに，重症例では**図11**のよう
に全身にひどい発疹を伴います．これを見ると亡くなるのも不思議では
ないと思います．これほど怖い病気であったため，奈良時代には大仏を
建立し，神頼みをして疫病の終息を願ったのです．現在の新型コロナウ
イルスの終息に関しては大仏が建てられることはありませんでしたが，

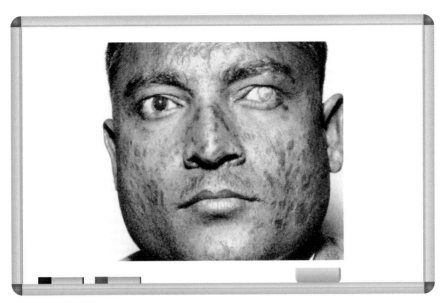

図10 天然痘による失明（Semba RD. Arch Ophthalmol. 2003；121：715-9.）[7]

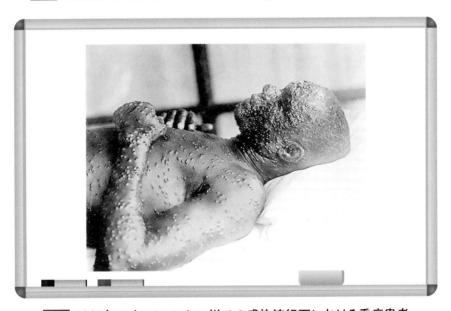

図11 1925年のウィスコンシン州での感染流行下における重症患者
（National Museum of Health and Medicine. Armed Forces Institute of Pathology,
Washington, D. C., Image NCP 32486）

JCOPY 498-02142

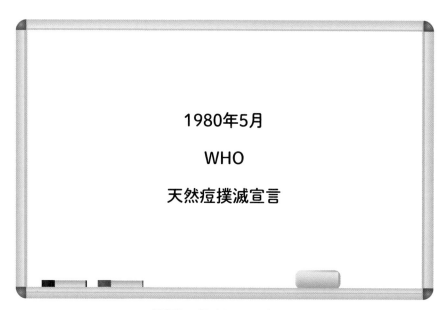

図12 天然痘といえば……

今の感染症の常識からすると，このような特別なものを建立して全国から多くの人が集まってくると，かえって感染が広がってしまいかねませんね……．ただ，当時はそのくらい恐れられ，国を挙げて何とかしたいものであったことを示す証拠ではないでしょうか．

　ところが，この恐ろしい天然痘は，WHO が 1980 年 5 月に撲滅宣言を出している過去の病気なのです（**図12**）．これは大きなポイントの一つで，いろいろな感染症があるなかで，撲滅宣言が出されている数少ないものの 1 つが天然痘なのです．ポリオなども非常に感染者数は少なくなっていますが，いまだにアフガニスタンなどで散発的に感染例の報告があります．天然痘ほど死亡率の高かった感染症が撲滅宣言を出されているというのは，非常にインパクトの大きいことなのです．これは医学の大きな功績であり，もし今でも天然痘が残っていたら，私たちはコロナ以上におびえて生きなければいけないような病気です．

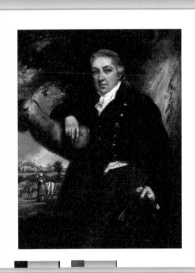

オルソポックスウイルス
のなかま

天然痘
牛痘
馬痘(ワクシニア)

サル痘

図13 ジェンナー

天然痘とワクチン

　天然痘が撲滅に至るうえで最大の功績を果たしたのが図13の肖像画に描かれている人物です．この方が誰かわかりますか．医学に携わる人なら誰しもが1度は必ず名前を聞いたことがあるであろう，ジェンナーです．免疫の祖とも呼ばれ，ワクチンについて多大なる功績を残した人です．

　この肖像画で，ジェンナーの後ろに描かれているものがこのお話のポイントです．牛と，乳しぼりをする女性が描かれています．先ほど，サル痘と同じオルソポックスウイルス属の仲間には，天然痘の他に牛痘やワクシニアがあると述べました．当時，非常に恐れられていた天然痘ですが，なぜか乳しぼりをする人にはあまり感染しないようだとうわさされていました．そこでジェンナーは，「牛痘に感染していると天然痘にかかりにくい」と推測しました．

JCOPY 498-02142

　牛痘は天然痘と同じウイルス系統ですが，ヒトに感染したとしても非常に軽症ですむ疾患であったため，ジェンナーは牛痘ウイルスから天然痘のワクチンを作り出して，人々に接種をしたことから感染者が減り，ひいては撲滅することができたというわけです．後々の研究で，ジェンナーが牛痘ウイルスだと思っていたものは実は馬痘だったのではないかということがわかり，そのことから馬痘はワクシニアと呼ばれるようになりました．このようにして天然痘は現在，ワクチンのおかげで伝染病としては撲滅宣言が出されていますが，ウイルス自体は保存されて残っています．医学の研究のために一部施設に許可されて保存されていたり，一部の国では生物兵器用に保存されていたりします．いま，ヨーロッパのある地域では侵略と言われる戦争が起こっていますが，そうした国は天然痘ウイルスを生物兵器として使う恐れがあるのではないかと警戒されています．つまり，天然痘自体は撲滅されているとは言っても，状況次第では天然痘感染者が出る可能性は依然としてあるのです．もし天然痘が診断されたとしたら，実験室からウイルスが漏れたか，バイオテロが起こったことをまずは疑わなければなりません．

　ここまでで天然痘について学ぶことができましたが，サル痘に話を戻すと，天然痘におなじウイルス属の牛痘あるいは馬痘からつくったワクチンが効いたということは，サル痘にもこのワクチンが効果的なのではないかと推測できるということです．

天然痘ワクチンとサル痘

　さて，では実際にサル痘に天然痘ワクチンが効くのか？　ですが，実はこの有効性はすでに証明されています[9~11]（**図 14**）．過去の報告では85％の有効性が報告されている LC16m8 というワクチンは，日本でも接種されていた天然痘のワクチンです．サル痘に対する有効性に関する日本人の先生方からの論文がしっかり存在します．WHO も，バイオテロなど様々な状況における天然痘やサル痘の予防に，この LC16m8 を含む天然痘ワクチンの使用を推奨しています[12]．

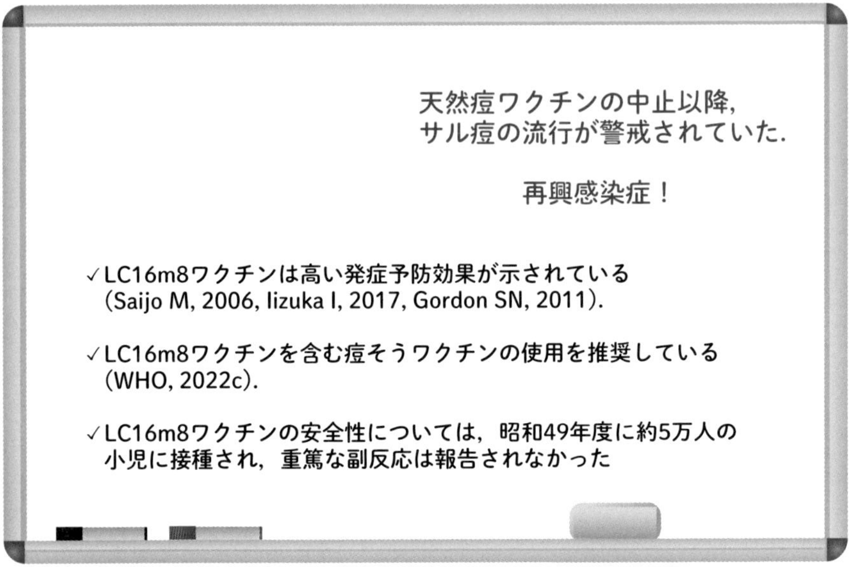

天然痘ワクチンの中止以降,
サル痘の流行が警戒されていた.

再興感染症！

✓ LC16m8ワクチンは高い発症予防効果が示されている
（Saijo M, 2006, Iizuka I, 2017, Gordon SN, 2011）.

✓ LC16m8ワクチンを含む痘そうワクチンの使用を推奨している
（WHO, 2022c）.

✓ LC16m8ワクチンの安全性については，昭和49年度に約5万人の
小児に接種され，重篤な副反応は報告されなかった

図14 天然痘ワクチン

　天然痘の予防という話も WHO より言及されていますが，サル痘予防以外にも，現在において天然痘ワクチンを打つ必要がある場合が実際にあります．バイオテロ対策として軍人には接種が必要になる場合がありますし，ウイルス研究のために実験をする研究者も接種の必要があります．こうした目的のために，天然痘ワクチンはウイルスの撲滅宣言後も製造・備蓄されています．日本では天然痘のワクチン接種は，天然痘が根絶されもはや接種の必要がないという判断に基づき，昭和50年（1975 年）で終わりになっています．

　この LC16m8 ワクチンの安全性ですが，まだ接種が義務であった昭和 49 年度（1974 年）に約 5 万人の小児に接種され，重篤な副反応はなかったと報告されています．また詳細に臨床症状を観察し得た10,578 例での発熱率は 7.7％であり，その他の副反応もいずれも軽症だったとのことです [13]．また，サル痘ウイルス曝露後 4 日以内に天然痘ワクチンを接種すると感染予防効果があり，曝露後 4～14 日で接種した場合は重症化予防効果があるとされています [14]．［＊8 月 2 日付で，

JCOPY 498-02142

乾燥細胞培養天然痘ワクチン LC16「KMB」について，サル痘の予防効果に関する効能追加が認可されました．スペインではワクチン接種者の感染が 32 例（18％）出ています．うち 3 例（2％）は入院を要しました.］

　こうしたことから，おそらく天然痘ワクチンはサル痘に対して高い有効性があると同時に，安全性についても大きく懸念される副反応はないと考えられます．過去にずっと使われていたワクチンでもあるため，安全性は高いと言えるでしょう．このワクチンは昭和 50 年（1975 年）以降，世界中で全体接種は中止されていました．サル痘にもおまけで免疫がつきうる天然痘ワクチンを長期間接種していない状況であったため，天然痘の感染流行は考えにくいとしても，実はもともと，サル痘の流行につながるのではないかと警戒されていたのです．そして 2022 年，ついにその懸念が現実に起こったというわけです．

　新しく感染の波が起こったという意味では新興感染症と捉えることができるかもしれませんし，少しずつ局所的な感染が起こり，そこから広がってきた再興感染症と考えることもできるかもしれません．輸入感染症であり，人畜共通感染症であり，新興感染症であり，再興感染症であるという，いくつもの要素を持つ感染症だということになるのです．

臨床像

　では，もし実際にサル痘に感染したらどのような症状がおきるのでしょうか．後にも詳しく説明しますが，2022 年現在の流行で見られるサル痘の典型的な臨床像は，従来の典型例とは少し異なっています．ただし，今までの典型例を知っておくことがまずはとても重要なので，先にこれまで報告されてきたサル痘の臨床像について説明したいと思います（図 15）．

　サル痘は，感染すると潜伏期は比較的長く，5〜21 日，通常は 7〜14 日とされています．インフルエンザは 1〜2 日で発症する潜伏期間の短

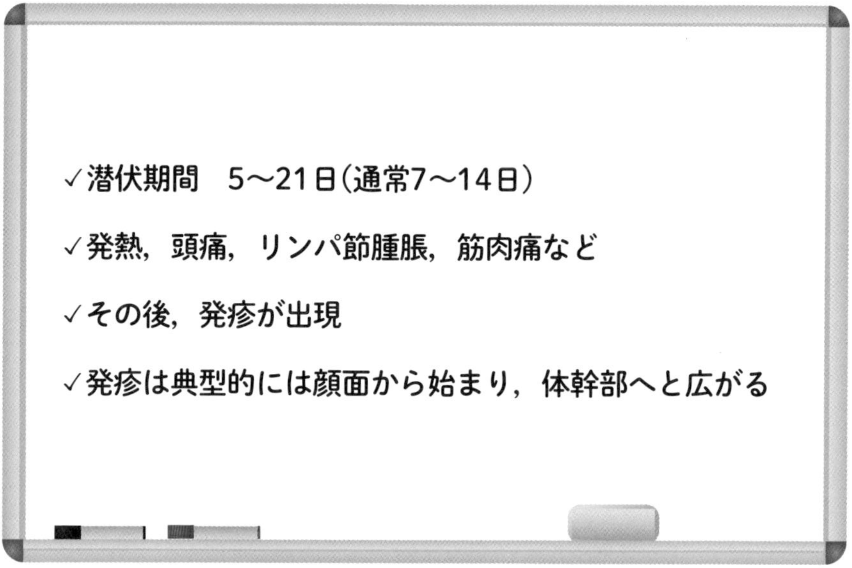

✓ 潜伏期間　5〜21日（通常7〜14日）

✓ 発熱，頭痛，リンパ節腫脹，筋肉痛など

✓ その後，発疹が出現

✓ 発疹は典型的には顔面から始まり，体幹部へと広がる

図15 サル痘　臨床像（典型例）

い感染症です．COVID-19 は，変異株になり，少し短くなってきていますが当初はインフルエンザより比較的潜伏期が長めで，5〜14 日ほどということで 14 日間隔離されていました．今では COVID-19 の感染者の隔離期間も 10 日間が目安となっていますね．

　サル痘も当初の COVID-19 と同様あるいはそれ以上にやや長めの潜伏期で，早ければ感染してから 5 日ほどで，遅いと 3 週間後くらいに発症してくる可能性があります．よくある一般的な発症期間は 7〜14 日程度と言われています．　したがって，輸入感染症でサル痘を疑う場合には直近 3 週間の旅行歴の聴取が重要になってくるわけです．

　症状は，まずはウイルス感染症なのでやはり熱が出ます．体の節々が痛み，体がだるくなり頭痛が生じるという，インフルエンザと似たような症状が出てきます．重要な特徴としてポイントになるのがリンパ節の腫脹を伴うことです．

JCOPY 498-02142

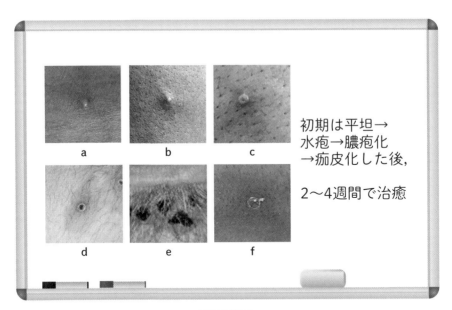

初期は平坦→
水疱→膿疱化
→痂皮化した後,

2～4週間で治癒

図16 発疹

（https://www.gov.uk/government/news/monkeypox-cases-confirmed-in-england-latest-updates）

　　肝心の発疹はというと，二峰性の経過をとり，最初から発疹が出るのではなく，まずは発熱・関節痛のような全身症状が出て，その後数日してから発疹が出現してきます．したがって，急性の発疹を伴う疾患と言っても，あまりにも早く受診した場合には，熱や倦怠感だけで，まだ発疹が出ていない可能性があります．その場合，サル痘を疑うのが難しくなるため注意が必要です．現時点の日本では輸入感染症の位置づけで考えることがまだ重要であるため，アフリカや米国，ヨーロッパ諸国といった流行地域からの発熱患者に対しては，発疹がなくてもサル痘を鑑別に挙げておいた方がよいでしょう．WHO が COVID-19 の次に，2番目に警戒している感染症ですので，それなりに頭に置いておいた方がよいです．

　　さて発疹はどのように出るのかというと，典型的には顔から始まって，手足，体幹部に広がっていきます．

　図16に示したのが発疹の変化です．最初は平坦な発赤，紅斑として始まり，次第に少し盛り上がってきます（a）．それが徐々に固くなってきて（b），中に水や膿が溜まってきます（c）．水疱になると表面が少しテカテカしてきて，中心にくぼみができます．このくぼみから膿が飛び出してつぶれると潰瘍のようになります（d）．それが乾いてきて痂皮化し（e），最終的にそれが落屑して治っていく（f），という経過をたどります．ただし先ほど述べた天然痘と同じで，治ったとしてもこの発疹の痕はあばたとして残ってしまう恐れがあります．角膜の障害も起こし得るようです．ただし基本的には自然治癒するものです．この全体の経過がだいたい2〜4週間ほどです．

感染様式

　感染様式としてもっとも可能性が高いのは，この発疹そのものを通した接触感染です．発疹の中にはウイルスがたくさんいますが，とくに水疱・膿疱になっている内容物のなかに最も多くウイルスがいるため，それに触れると感染しやすいのです．痂皮化して乾いて落屑した状態になると，ウイルスはもうほとんど排出されなくなっています．

　ここでポイントとなるのは，サル痘は接触感染を主なルートとしてうつる感染症であり，飛沫感染が主なルートでうつるCOVID-19とは大きく異なるということです．サル痘も飛沫感染はゼロではありませんが，ほとんどは接触感染でうつります．特にヒトからヒトにうつる場合に最も重要なのが発疹部位を通しての感染です（図17）．

　したがって，サル痘患者が入院する場合には発疹部分が他に触れることがないように覆うことが重要です．治療者が発疹部分に触れる場合には，その前後でアルコールを使って手指消毒をし，手袋などPPEを着用しての治療が必要です．手袋は外すときにも注意しましょう．サル痘ウイルスにもアルコールでの除菌が有効です．発疹がすべて痂皮化して治るまでは患部を常に覆っておき，患者を隔離しなければなりません．つまり医療関連感染に気をつけなければならず，医療従事者の手を介し

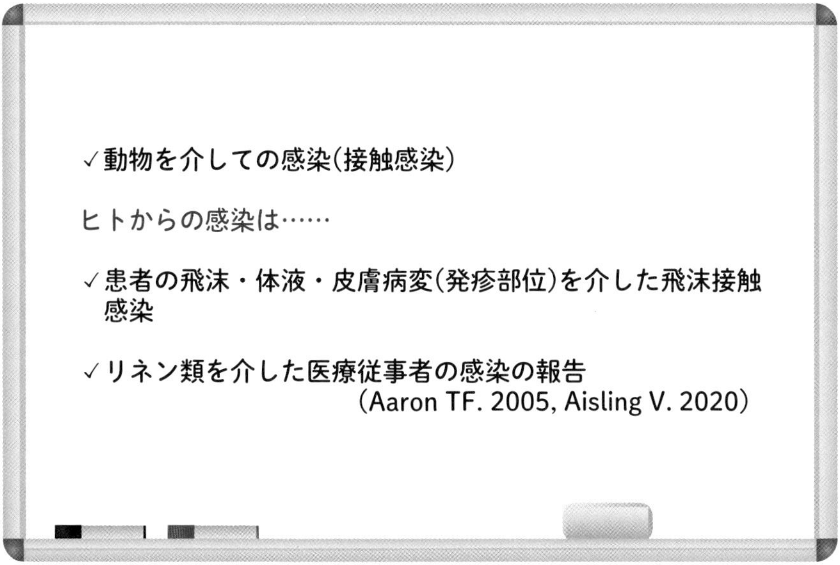

✓ **動物を介しての感染(接触感染)**

ヒトからの感染は……

✓ **患者の飛沫・体液・皮膚病変(発疹部位)を介した飛沫接触感染**

✓ **リネン類を介した医療従事者の感染の報告**
　　　　　　　　　　　　(Aaron TF. 2005, Aisling V. 2020)

図17 感染様式

た感染はもちろん，けっこう多く報告されているシーツなどのリネン類を介した感染も起こさないように注意して予防してください[15,16]．寝具交換の際には，ビニール袋に取り外した寝具を入れ，感染病棟担当の看護師やスタッフと相談して，きちんと別ルートで処理する必要があるので，事前に担当者に確認しておいた方がよいでしょう．ここまでが2022年以前の，従来のサル痘の特徴と予防対策です．

○ 2022年のサル痘

　今回の流行における特徴，臨床像はこれまでとだいぶ違います．確定症例(4,406/6,027例)のうち99.5％が男性です．男女比に差がある疾患は数多くありますが，99.5％というのはあまりにも不自然ではないでしょうか．そこで調査された結果，報告されたケースでは，性別に関して明記があったもののうち60％はLGBTのゲイ，バイセクシャルあるいはMSM(men who have sex with men)といった男性同性愛者であることがわかりました[17]．現時点ではこのように性感染症の要素が

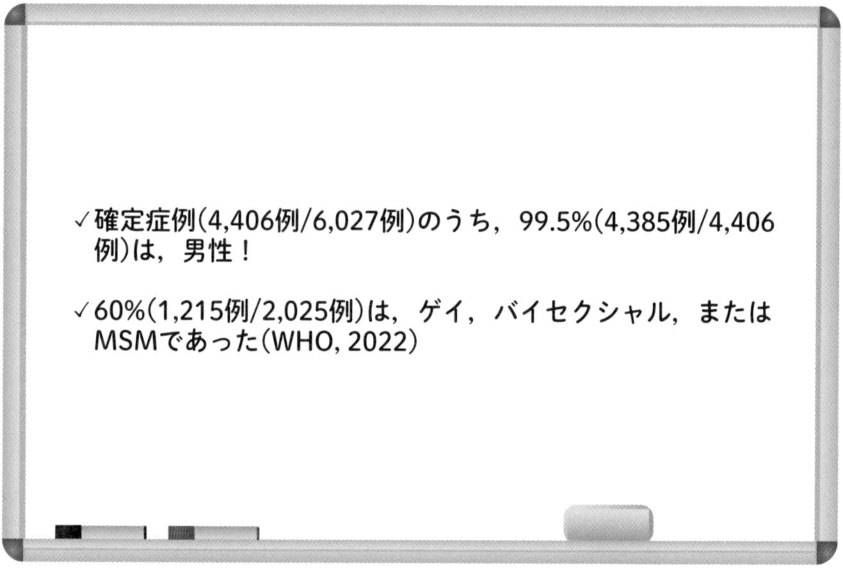

✓確定症例(4,406例/6,027例)のうち，99.5%(4,385例/4,406例)は，男性！

✓60%(1,215例/2,025例)は，ゲイ，バイセクシャル，またはMSMであった(WHO, 2022)

図18 今回の流行は……性感染症の要素が強い

強い状況になっています（図18）．

　このように，男性間の性交渉に伴って感染している患者が多いためか，従来との大きな違いは症状の出る順番です（図19）．感染してウイルスが全身に回ることによる，発熱と倦怠感，リンパ節腫脹など，全身症状が発疹よりも先に従来では出ていましたが，それらをスキップして，いきなり接触部位である性器，口腔内，肛門周囲といった性行為に使われる部分に発疹が出てきます．発疹も今までの典型例では顔から出ていたのが，今回の流行では性器や肛門周辺から出はじめます．このことに注意が必要です．初期には発熱を伴わないことも多いようです．

　この違いはやはり，患者背景や感染ルートの違いによるものと考えられます．鑑別の際に問題となる水痘との見分けかたですが，従来は注意深く発疹を観察することで区別ができるとされていました．水痘の発疹は，初期の小水疱から痂皮化したものまで，さまざまな段階，ステージの皮疹が非同期的にみられます．一方でサル痘の皮疹は基本的にすべて

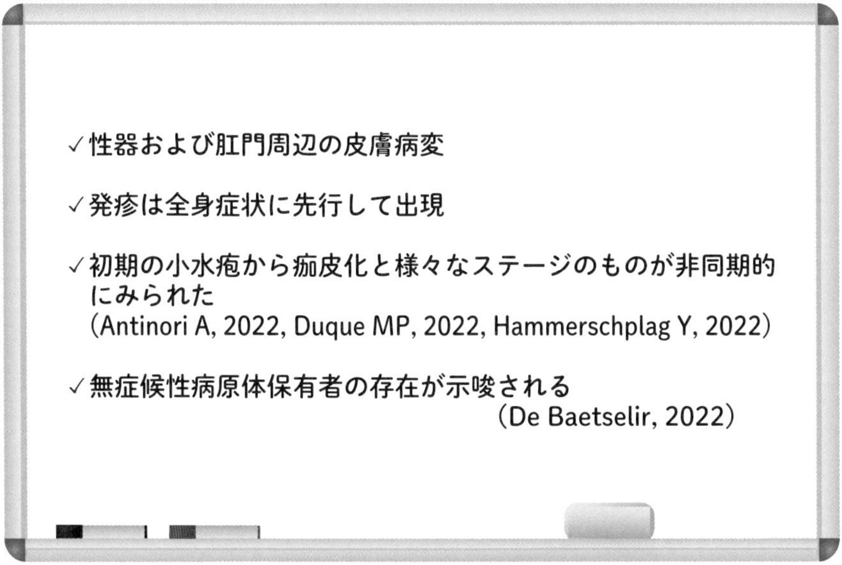

✓ 性器および肛門周辺の皮膚病変

✓ 発疹は全身症状に先行して出現

✓ 初期の小水疱から痂皮化と様々なステージのものが非同期的にみられた
(Antinori A, 2022, Duque MP, 2022, Hammerschplag Y, 2022)

✓ 無症候性病原体保有者の存在が示唆される
(De Baetselir, 2022)

図19 従来の報告との違い

同じ段階，ステージになります．初期の丘疹の時にはすべてが丘疹．水疱になったらすべて水疱に，という発疹の出かたをするという特徴があるため，この違いをみることで区別できるのではないかと言われていました．ところが，今回の2022年の流行下における発疹ではこの方法で区別をすることが難しいようです．サル痘であっても，発赤や水疱，痂皮が混在していることがあるようです[18~20]．

性感染症の要素があるということで，性器ヘルペスや梅毒，HIV，尖圭コンジローマなど，広く他の性感染症との鑑別も必要になってきます．また，サル痘の確定診断がついた場合も，HIVやその他の性感染症のスクリーニングをすべきだと思います．HIVの確定者に必ず梅毒やB型肝炎の検査を行うのと同じです．性感染症診療の基本原則として，1つの性感染症が見つかった場合にはほかの性感染症の合併を疑う必要があります．発熱と発疹で性感染症の可能性があり，サル痘を疑うのであれば，同時に梅毒やHIVも鑑別診断に挙がります．また逆もしかりで，仮に梅毒やHIVの確定がついた場合にも，同時にサル痘の感

染も昨今の状況であれば疑うべきです．性感染症の基本に立ち返ると，同時感染も考えて全てこれらの感染症も調べておくことが大事だと思います．なお，梅毒は，2期にあたる全身の発疹が出ているときであれば，トレポネーマの検査と梅毒血清診断をすれば陽性になります．HIVに関しては，全身に発疹が出る場合は急性HIV症候群を主に疑うことになりますが，初期にはHIV抗体検査に引っかからない場合もあるため，注意が必要です．

さらに，無症候の病原体保有者の存在がすでに示唆されています[21]．かつてのCOVID-19がそうであったように，症状がなくてもウイルスを持っている人がいるかもしれないということです．

○ 予後・重症度

従来とかなり臨床像は異なりますが，いずれにしても今のところ，重症化や命にかかわる危険性というのはあまり危惧しなくてもいい感染症と言えそうです．亡くなっている方はもちろん報告されており，致死率は最も高くて11％ほど[22]とされていますが，世界的にみるとそこまで高くないと思います．実際，多くの先進諸国では死亡例がほとんどなく，限りなくゼロに近い致死率です（図20）．

ただし注意が必要なのは，COVID-19と違い，高齢者や免疫不全者だけでなく，小児において死亡率が高い傾向がある点です[23]．しかし，これについての私の意見としては，1987年時点の報告であり，当時はアフリカの風土病であったことを考慮すべきではないかということです．あくまで私の個人的見解に過ぎませんが，医療体制や様々なインフラ，衛生環境が整っている先進諸国では死亡例が報告されていないと解釈できるかもしれません．

アフリカ諸国では平均寿命が短く，小児の死亡率が高い国も少なくありません．公衆衛生や栄養状態，加えて医療体制などの問題もあって，こうした国々では結果的に小児のサル痘患者の致死率を押し上げている

✓ 致命率は0〜11%（Skelenovska N, 2018），特に小児において高い傾向（Jezek Z, 1987）

✓ 先進国ではベルギー1例，スペイン3例，米国1例の死亡例が報告されている（9月29日時点）

✓ 2022年の流行では，世界で27例の死亡例が報告され，15例は中央アフリカ等から，12例は常在国外（9か国）からの報告である
（WHO, 2022. 9月30日時点）

図20 予後，重症度

可能性はあるのではないかと思います．先進国へ輸入感染症として広まると，COVID-19 と同様に，小児というよりも高齢者や免疫不全などの基礎疾患のある人に重症化するケースが出るのではないかと私は心配しています．

　現在の 2022 年の流行下においても，ナイジェリアおよび中央アフリカといったアフリカ諸国での死亡例は 3 件報告がありますが，本原稿執筆時点（8 月 15 日）において感染者数の急増するヨーロッパ諸国や北米での死亡例報告はありません[17]．おそらく，日本を含め，公衆衛生や医療体制の整っている国々では死亡率は低い可能性が高いのではないでしょうか．［*世界では 27 例，欧米ではベルギー 1 例，スペイン 3 例，米国 1 例の死亡例を確認している（9 月 30 日時点）］

　ただし問題は，いま COVID-19 が猛威を振るって大流行していることです．COVID-19 の対応で病床が埋まり，医療がひっ迫している状況でサル痘の流行が同時に起き，高齢者や基礎疾患のある方にサル痘が

感染してしまうと，対応に遅れが出た場合など死亡例が出てしまうこともあり得るのではないかと危惧しています．やはり，現在の医療において最も重要なのは，COVID-19の感染の広がりを抑えることであり，医療体制を整えておくということが，万が一サル痘の流行が広がった場合にも重要です．

○ 診断

それでは診断の話をしましょう．発熱や発疹がある患者でサル痘を疑った際に，確定診断はどのようにするかというと，ウイルスの培養は設備の問題に加え，危険性を伴うこともあり，一般の医療機関ではできません．COVID-19と同様にウイルスのPCR検査が重要になってきますが，気道感染症であり鼻のなかをぬぐって検体をとるCOVID-19と違って，皮疹自体にウイルスがいるため，水疱の内容物（膿）をこすりとったり，痂皮をはがしとるか，あるいは血液を採取して検体を用意し，保健所を介して国立感染症研究所に依頼することになります（図21）．

7月26日時点の発表によると，COVID-19の件で国も対応を見直すことにしたようで，サル痘に関しても，感染者が出始めても対応できるように検査体制を整えつつあるとのことでした．PCR用のプライマーなどを地方にも配布し，各地で検査が行えるように体制を整えているそうです．やはりその場合も保健所に相談してもらうのが一番です．サル痘は4類感染症であるため，報告義務もありますが，確定診断されてから報告することになるので，まずは疑った時点で保健所に相談し，検査の方法などを指示していただくことになるでしょう．

さて，先ほどウイルス学の解説の際に電子顕微鏡写真をお見せしました．電子顕微鏡でウイルスが見えれば診断はできるのかもしれません．また，水疱の中の擦過物をギムザ染色し，光学顕微鏡で多核巨細胞を確認するツァンク試験（Tzanck smear test）のように，水痘や帯状疱疹，ヘルペスの診断などに使われてきた方法もあります．ただし，電子顕微

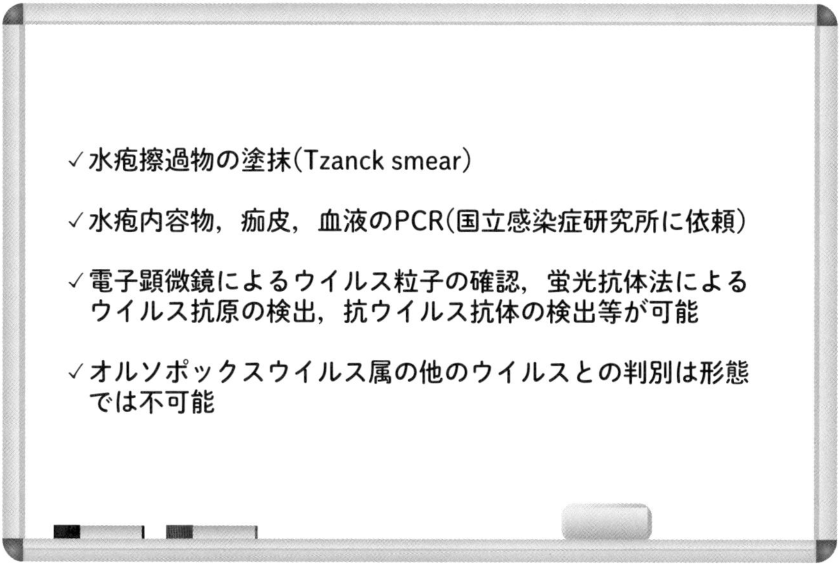

✓水疱擦過物の塗抹(Tzanck smear)

✓水疱内容物，痂皮，血液のPCR(国立感染症研究所に依頼)

✓電子顕微鏡によるウイルス粒子の確認，蛍光抗体法による
　ウイルス抗原の検出，抗ウイルス抗体の検出等が可能

✓オルソポックスウイルス属の他のウイルスとの判別は形態
　では不可能

図21 診断

鏡でウイルスの粒子を確認しても他のオルソポックスウイルス属と形態的な区別が難しいと言われています．

　さすがに天然痘が出るとは思わないので，現在の状況で臨床像や渡航歴などが合っていればサル痘と想定はできますが，電子顕微鏡はどこの施設にもあるわけではありませんし，基本的には国立感染症研究所や地域ごとに定められた施設にPCR検査を依頼することになります．この依頼のための検体採取の際は，感染予防策をしっかりとしたうえで行う必要があります．検体の送付もバイオハザードに細心の注意が必要であるため，保健所や送付を請け負う事業者などとも相談のうえ，送付の際のガイドラインに従って安全に進めるようにしてください．

治療

　次は治療についてです．そもそも前述のとおりサル痘は死亡率が非常に低いです．ウイルス感染症なので抗生物質が効かないことは当然ご理

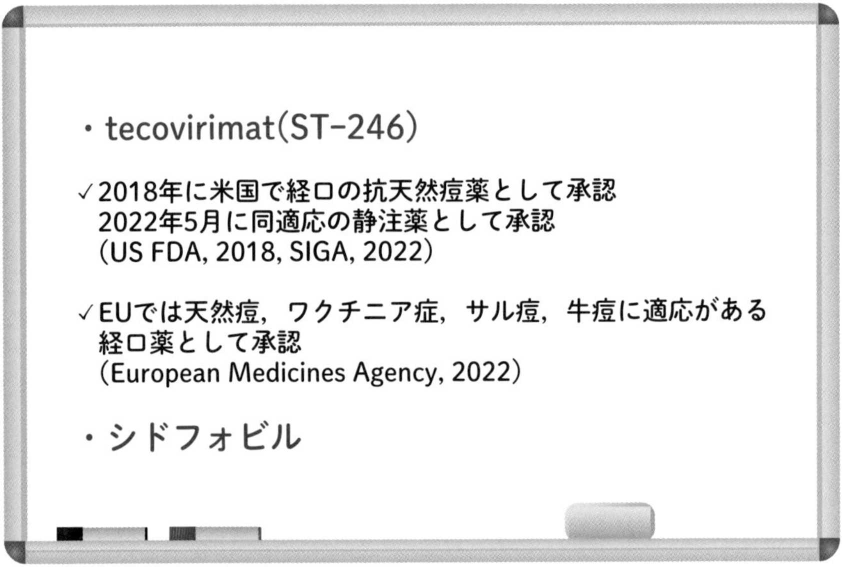

- **tecovirimat(ST-246)**

✓2018年に米国で経口の抗天然痘薬として承認
2022年5月に同適応の静注薬として承認
(US FDA, 2018, SIGA, 2022)

✓EUでは天然痘，ワクチニア症，サル痘，牛痘に適応がある
経口薬として承認
(European Medicines Agency, 2022)

- **シドフォビル**

図22 治療　抗ウイルス薬がある

解いただけると思いますが，大部分が対症療法として皮膚症状を抑える
薬や解熱鎮痛薬などで局所的に治療をすることで十分で，後は自然軽快
していきます．

　したがって，ルーチンの特異的な治療は必須ではないと思いますが，
行う必要がある場合には，すでに特異的治療として抗ウイルス薬が存在
しています（図22）．先ほど天然痘ワクチンが予防に有効であると述べ
ましたが，死亡率が低いことと合わせ，感染経路としても飛沫感染しな
いこと，現状では性行為による感染がほとんどであることを考えると，
COVID-19のような患者数になるほどの感染症ではないと思いますし，
多少患者が出たとしてもすでにワクチンも治療薬も存在しています．
COVID-19の場合は，最初の頃は臨床像も感染ルートも全くわからず，
治療法もワクチンもないのに感染力がとても強いウイルスだったので，
大きな不安と恐怖感がありました．

　それに対してサル痘はアフリカ諸国などの症例報告がすでに出ていま

すし，治療薬・ワクチンも用意されています．海外ではすでに承認されている tecovirimat（ST-246）は日本ではまだ治験段階ですが，国立感染症研究所やりんくう総合医療センター，藤田医科大学など一部の医療機関では備蓄してあり，治験として提供することができると伺っています．

　原則，多くの場合は対症療法で十分ですが，万が一必要になった場合にはこの治療薬を用いることになります．どんなウイルス薬なのかというと，この tecovirimat は経口薬と点滴の両方があるそうです．もともとは経口薬がアメリカでバイオテロによる天然痘感染者の治療薬の目的で 2018 年に承認されたものです [24]．その後，2022 年 5 月に点滴剤が同適応で承認されています [25]．アメリカでは天然痘治療薬としての承認ですが，ヨーロッパでは天然痘のみならず，ワクシニア感染症といってワクチンのウイルスそのものに感染してしまった場合や，牛痘，サル痘への適応で経口薬のみが承認されています [26]．今後，感染が拡大して使用の機会が増えるならば点滴剤にも承認が広がるかもしれません．

　その他，試験管内ではいくつかの薬剤が有効性を示唆されており，シドフォビルというサイトメガロウイルス感染症のセカンドあるいはサードチョイスとして用いられる薬も有効ではないかと言われています [27]．こういった治療薬は重症化リスクのある患者と考えられる，小児，高齢者，基礎疾患のある方，症状の重い方などが適応になってくるのではないかと思います．小児の重症化率が本当に高くなるのかは，アフリカ諸国と先進国でいろいろと違いがあるので実際にはまだわかりません．

どんな時に疑う？

　では実際の診療現場で，われわれはどんな時にサル痘を疑えばいいのでしょうか（図23）．まだ本原稿執筆時点では国内で 4 例しか見つかっていないので，あくまで現時点での流行状況を加味しての方針としてとらえてください．

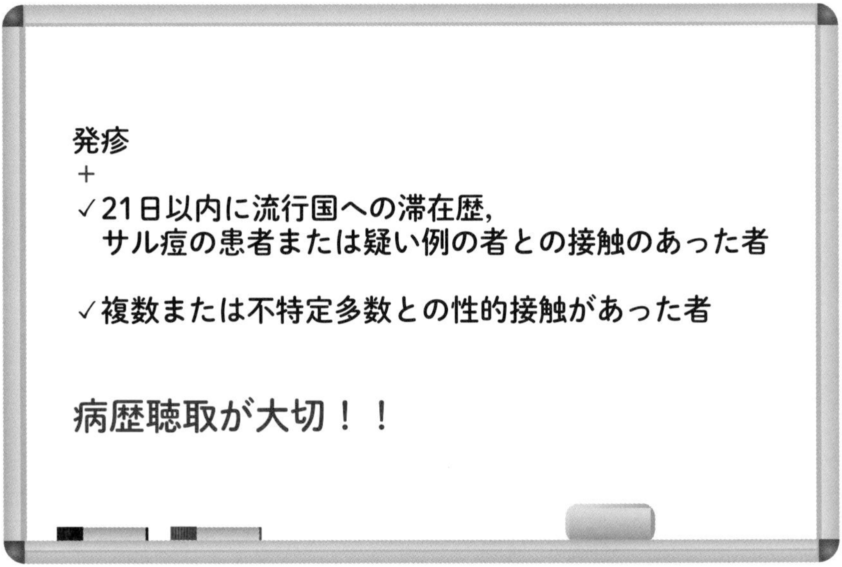

発疹
+
✓21日以内に流行国への滞在歴,
　サル痘の患者または疑い例の者との接触のあった者

✓複数または不特定多数との性的接触があった者

病歴聴取が大切！！

図23 どのような患者で疑うべきか?

　今の状況では, まだ輸入感染症の要素が強いと考えてよいでしょう. 次に, 現在の疫学的には男性同士の性交渉がハイリスクになっているので, 性感染症としての要素を考慮する必要があります. もちろん発疹があることが最大の特徴なので, 発疹に加えて, 21日以内にアフリカや欧米など流行国への渡航・滞在歴があるかどうか, あるいは滞在歴がなくてもサル痘の患者または疑い例との接触がある場合, 男性間の性交渉や複数・不特定多数との性的接触がある場合などで疑うとよいでしょう. 21日というのは潜伏期間が5〜21日であることを考慮しています.
　サル痘患者との接触についてですが, 実際に感染を起こすのはかなり濃厚な接触をしている場合だと思います. ゆえに, サル痘の診断においては詳細な病歴聴取が非常に重要になるのです.

○　感染予防策

　では, 目の前の患者がサル痘かもしれないと疑った場合, 初期の感染

JCOPY 498-02142

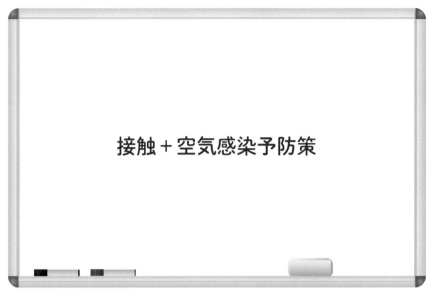

接触＋空気感染予防策

図24 初期の感染予防策はどうするべきか？

予防策や対応はどうすればよいのでしょうか．結論から言うと，初期には接触感染予防だけでなく，空気感染予防策も行ってください（図24）．サル痘はおそらく空気感染することはないと思います．サル痘の感染経路はお話しした通り感染者の発疹や体液などに触れた場合，あるいはもともとの感染経路であった動物咬傷による感染の2パターンだと考えられます．

　ではなぜ空気感染予防策をとるのかというと，サル痘の特徴として，発疹を見ただけでは水痘との区別が難しいこと，麻疹も鑑別に挙がることをお話ししました．水痘も麻疹も，それぞれ結核と並んで空気感染予防策をとらなければならない代表的な感染症です．水痘は日本では非常にコモンな感染症ですし，麻疹もワクチン2回接種により減ってきたとはいえ，輸入感染症の代表例としてまだ君臨しています．また，これも渡航歴がある人で疑う疾患です．したがって，初期の水痘や麻疹と鑑別が困難な状況においては，サル痘ではなかった時のことを考慮して，あらかじめ空気感染予防策をとっておく必要があるのです．

　ここで空気感染予防策についておさらいしておきましょう．空気感染とは，感染源になるウイルスが飛沫核として空中に長時間漂い，それに曝露し吸い込むことで感染するものです．したがって，飛沫が他のところへ飛んでいかないように陰圧室に患者を入れる必要があります．

　ここでの問題点は，日本では陰圧室を設けていない病院が多いことです．今後，感染症の対策をきちんととるようにしていくのであれば，すべての部屋を陰圧室にする必要まではないものの，各病院に1つは陰圧室を設けておいた方がよいと思います．これは厚労省に何とか制度化して助成していただきたいと思っています．もし陰圧室がない場合には，部屋をきっちりと閉め切ってできるだけ空気が外に漏れないようにし，人の出入りも最小限にすることで対策します．

　サル痘は4類感染症ですので，今後もし患者数が増えてきた場合には，空気感染対策できる部屋がないから診ることができないと受診拒否せずに，自然治癒する病気であることも考え，各医療機関で診ていくことがとても重要になっていきます．

　ましてや，コロナ禍がこのまま続いていくことは大いにあり得るので，一部の高度な医療機関だけで診るという体制は最初こそ仕方がありませんが，長期的には避けるべきであり，あらゆる施設の協力が望まれます．

　空気感染予防策に加えて，サル痘の感染経路のメインである接触感染を避けるためには，発疹が完全に治るまでは徹底的な対策が必要です．したがって，隔離期間はサル痘と確定した場合には皮疹が完全に治癒し，落屑するまでの間です（図25）．また，その間に動物との接触があり，動物にうつってしまうこと，さらにその動物から再度感染するというようにウイルスが循環して日本に定着してしまうのは困るので，飼っているペットとの接触も避けるよう注意，指導を行う必要があります．

　小児，妊婦，免疫不全者は重症化リスクが高くなる懸念があるため，該当者との接触は極力最小限にしていただくべきでしょう．ましてや，

JCOPY 498-02142

✓ 皮疹が完全に治癒し，落屑するまでの間

✓ 接触後21日間，発症時には速やかにヒトやペットの哺乳類
（特にげっ歯類）の動物との接触を避ける

✓ 小児や妊婦，免疫不全者との密な接触や，性的接触も避ける

✓ 重症化リスクが想定される接触者には，痘そうワクチンの接
種を考慮

図25 隔離期間

　当然に性的な接触は避けていただく必要があります．治療薬はありますが，重症化リスクが想定される接触者には，感染後の接種でも重症化予防に85％のケースで有効とされている天然痘ワクチンをできるだけ早く接種することも鍵となるでしょう．このワクチンについてはすでに政府が用意していますが，各医療機関でも（心の）準備をしておく必要がありそうです．

最後に

　これでサル痘に関する解説はひととおり終えたことになります．
　今までは一部の地域でのみ発生していた珍しい感染症のため文献や情報が限られていましたが，WHOの報告[12]が非常に参考になります．日本の情報としては，国立感染症研究所の報告（https://www.niid.go.jp/niid/ja/kansennohanashi/408-monkeypox-intro.html）が参考になりますので，早めに目を通していただきたいです．

今後，サル痘がどのようになるかはわかりませんが，COVID-19 の
ような大流行になる可能性は低いと私は考えています．ただし，性感染
症の要素が強い現状であり，潜行的な流行が続き患者が少しずつ増えて
きて，日本国内でもそれなりに感染者が出てくる状況が続くことは十分
にあり得ると思います．その際に私が懸念しているのは，病気そのもの
や感染者，特定のジェンダー，あるいは考え方によってはサルにも向け
られるかもしれない差別と偏見です．この感染症は自然治癒するもので
あるうえ，治療薬もワクチンもあるため，人の命や健康を脅かすかどう
かという意味では，COVID-19 に比べてリスクはずっと低いウイルス
だと思います．

しかし，現在サル痘は輸入感染症であると同時に，大部分が男性同性
愛者の性行為による感染であるとすでに報道されています．しかし，
0.5％は女性の感染者であり，当然のこととして男性同士の性交渉に限
らず，今後は男女間の性交渉でも感染していくことは間違いないと考え
られます．いずれは現在の男性同性愛者特有の感染症ではなく，一般的
な性感染症として増えてくるのではないかと思いますが，性感染症自体，
差別・偏見の問題を間違いなく抱えています．

現在は性感染症の要因が強くても，いずれ感染が広がり感染者数が増
えていけば，感染様式も多様化して飛沫でうつったりペットからうつっ
たりするという可能性も出てくるでしょう．また，発疹を触ることによ
る感染が主な経路ですから，感染者が増えれば性感染症ではなく，従来
報告タイプの通常の接触感染によるサル痘のケースが増えてくるかもし
れません．

ゆえに，現在は確かに男性中心の感染症ではありますが，誰でも感染
しうる感染症であり，一部の特殊な人だけがかかる感染症ではないとい
う認識をしていただくことも大切です．WHO も，サル痘に関して差
別偏見を持つことが，感染症の存在よりも大きな脅威になるのではない
かと警鐘を鳴らしています．差別・偏見による受診拒否，あるいはそう
いった目で見られることへのおそれから患者の受診が遅れるリスク，そ

れらの結果として起こる感染の潜行的拡大や健康被害が懸念されます.

　したがって，サル痘について最も認識していただきたいことは，誰でもうつるものであり，決して特殊な感染症ではないということです.差別や偏見を持たずに，4 類感染症ですからわれわれ医療従事者は感染対策を行ったうえで，急性発疹疾患，感染症の 1 つとしてどこでも診療できるようになることを期待しています.

　差別・偏見という意味では，そもそもサルに対しても失礼かもしれません.サルが起源ではなく，げっ歯類など他の動物が原因になっているとも言えます.また，もともとアフリカ中心の感染症であったため，地域への偏見も問題になってきます.以前流行した MERS は中東呼吸器症候群と地域名が疾患名に入っていましたが，COVID-19 では最初に感染の起きた中国を名前にすることは避けられました.昨今，WHOでは病名に対する差別を非常に気にしています.そういう意味ではサル痘というネーミングも今後変えていく必要があるかもしれません（＊8月 12 日 WHO から新名称を募集する公示がでている）.実際，サル痘ウイルスの 2 つの亜種の分類について，西アフリカ由来のものと中央アフリカ由来のものを以前は地名を含む名称で呼んでいましたが，地名を含まないものに変更されました.

　いずれにしても，この感染症が大きく広がらないこと，また仮に広がってしまった場合には感染してしまった患者が差別偏見によって不利益を被ることがないように努めていく必要があります.そのためにも，この病気について十分な理解を深めることが重要だと思います.私の解説がその一助になれば幸いです.

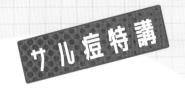

Part 2

知っておきたい
性感染症診療

　サル痘の解説が一通り済んだところでおわかりいただけたかと思います
が，現時点で国内のサル痘は性感染症の側面が強い感染症です．したがって，臨床上サル痘の疑いのある患者を見つけた時には，性感染症であるという認識をもって，他の性感染症と鑑別をする．あるいは性感染症の原則として，1つの性感染症を見つけたら他の性感染症もスクリーニングをすることが必要になってきます．

　もちろん，サル痘を性感染症という側面だけで考えることは差別や偏見につながりかねないので避けるべきです．今後，欧米のように感染が拡大すれば，発疹や通常の接触を介してうつっていく一般的なルートが起こり得る．そうなるとサル痘も性感染症が主ではなく，性感染症ルートでの感染も起こりうる一般的な感染症ということになるため，注意が必要です．

　2022年9月7日時点で国内での報告は4例となっています．これらを含め，最初のうちは性感染症ルートでの感染が強く疑われるでしょう．COVID-19と違い，飛沫でどんどん感染が広がるものではないため，パンデミックを起こし現在のような混乱状態になることまでは考えにくいです．ただし，性感染症はゆっくりと水面下で知らないうちに感染が拡大し，制御は難しい傾向があるため，サル痘がこれからある程度の期間をかけて，性感染症ルートでの広がりをみせる可能性は十分あります．よって，ここからは，サル痘をみるうえで重要な性感染症診療の基本を解説したいと思います．まずは実際に私が経験してきた症例の提示を通して，性感染症への対応を考えていきましょう．

○　症例を通して考える性感染症への対応: 症例1

　1例目は，50代の男性，食欲が低下し体重減少が続くため受診しました（図26）．5ヵ月前からということで比較的ゆっくりと，長期間にわたり食欲不振がでており，3ヵ月で12kgの体重減少がありました．3週間前から下痢が続く，動くと息が苦しい労作時呼吸困難があるとのことでした．食事がとれず痩せてきた50代というと，胃癌や膵臓癌な

症例1　50代　男性
主訴　　食欲低下, 体重減少
現病歴
入院5ヵ月前から食欲不振あり, 体重が3ヵ月で12kg減少. 入院3週間前より水様便が持続し, 同時期から労作時呼吸困難を認めていた. 近医より悪性腫瘍を疑われ紹介.
既往歴
3年前にB型急性肝炎, 梅毒
身体所見
口腔内白苔あり.

図26 症例1　50代男性

ど, 何か悪性腫瘍があるのではないかということが考えられるため, 近医から当院に紹介がありました.

　この患者で一番重要なことは, 問診の際にわかったのですが, 3年前にB型急性肝炎と梅毒の既往があることです. 身体所見としては, 痩せてはいるもののリンパ節腫脹やがんを疑うようなしこりはありません. 口を開けてもらうと, 真っ白に白苔がついていました. もうおわかりかと思いますが, 口腔内から食道にかけてカンジダ症になっていました. 糖尿病や悪性腫瘍の進行, 抗生物質の使用など様々な影響で口腔内にカンジダ症は起こりうるのですが, この方の場合は著しい体重減少を起こす消耗性の疾患が背景にあると考えます. 年齢的に悪性腫瘍も鑑別には挙がりますが, 抗がん剤もやっていない状況ですでに白苔が生じています.

　さらに, この所見をみる前に, B型肝炎と梅毒の既往があるという時点で私たち感染症専門医はピンと来て, 頭のなかにはほぼ答えが浮かん

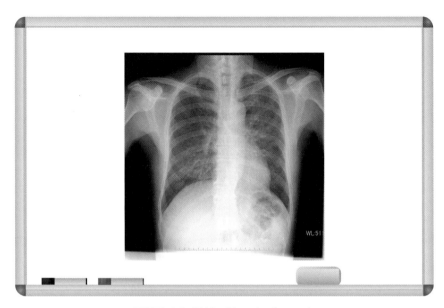

図27 胸部単純X線写真（day 1）

でいます．労作時呼吸困難があるので，さらなる精査のためにも肺の X
線画像をとりました（図 27）．

　右の中下肺野と左の上中肺野のあたりにすりガラス陰影が認められま
す．今の時代だとコロナを真っ先に考えるかもしれませんが，3 週間続
く呼吸困難があるため，コロナにしては経過がゆっくり過ぎます．これ
はかつて典型的な AIDS 発症と呼ばれた症例です．
　問診時点でかなり高い確率で HIV（human immunodeficiency
virus）だろうと考えていて，肺にすりガラス陰影ということでニュー
モシスチス肺炎をともなう HIV 感染と強く推定しました．ただし，気
管支鏡検査やその他の病原微生物スクリーニングをしなければなりませ
ん．ここも一つ大きなポイントですが，HIV 感染者は同時に複数の病
原菌や微生物による感染症を合併しやすいのです．本症例でも，口腔は
カンジダ症ですが肺はニューモシスチス肺炎を起こしています．これに
加えて結核を起こしている可能性もあるため，肺 CT を続けて撮りま
した（図 28）．

JCOPY 498-02142

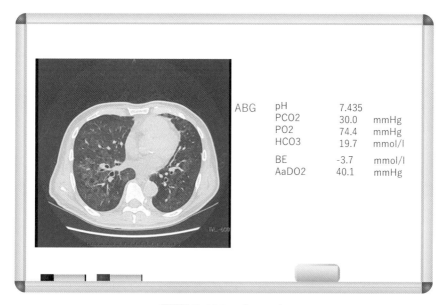

ABG
pH	7.435	
PCO2	30.0	mmHg
PO2	74.4	mmHg
HCO3	19.7	mmol/l
BE	-3.7	mmol/l
AaDO2	40.1	mmHg

図28 胸部CT（day 1）

　CT で見ても，すりガラス陰影があります．さらに，ニューモシスチス肺炎というだけあって，肺の中にシスト（嚢胞）のようなものも見えています．非常に典型的なニューモシスチス肺炎の画像です．

　この例はＨ I Ｖ検査と気管支鏡検査により，HIV によるニューモシスチス肺炎と確定しました．HIV も CD4 カウント 20 個/μL ということで，かなり免疫不全が進んでいる状態，いわゆる AIDS でした．サル痘から AIDS の話に飛躍してしまっているのではと思うかもしれませんが，このケースでお伝えしたいのは，外来でこの方が来た時に，私たちは確信をもって HIV 検査のオーダーをしているということです．どこで判断したのかというと，Ｂ型肝炎と梅毒の既往があるというところです．ここが性感染症診療の原則であり，これからサル痘患者を診ていくうえでも気をつけなければいけないことなのです．

　入院 5 日目に HIV の PCR 検査で陽性，7 日目には CD4 のカウントが非常に低い AIDS 状態であること，気管支鏡検査によりニューモシ

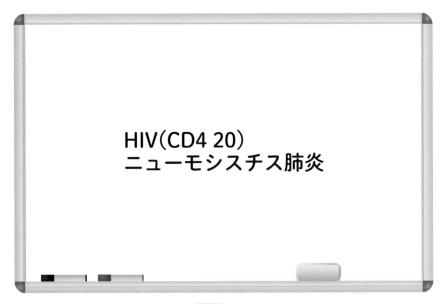

図 29 診断

スチス肺炎を発症していることが確定しました（**図 29**）．ST 合剤と，口腔内カンジダにはフルコナゾールで治療を開始しましたが，途中で呼吸状態がさらに悪化してしまったため，ST 合剤では効果が期待できないと判断し，副作用は少し強くなりますがセカンドチョイスのペンタミジンに切り替えました．それにもかかわらずさらに悪化し，肺が真っ白な ARDS の状態になってしまいました（**図 30**）．

　集中治療を行いましたが残念ながら入院 19 日目に亡くなってしまいました（**図 31**）．HIV はやっぱり怖い病気だと思うようなケースかもしれません．

　解剖を行った結果，ニューモシスチス肺炎だけでなく，サイトメガロウイルス肺炎も合併していたことがわかりました（**図 32**）．先ほど述べた通り，HIV 感染患者では，複数の微生物による感染を起こしていることがよくあります．画像診断でニューモシスチス肺炎の確定がついて

JCOPY 498-02142

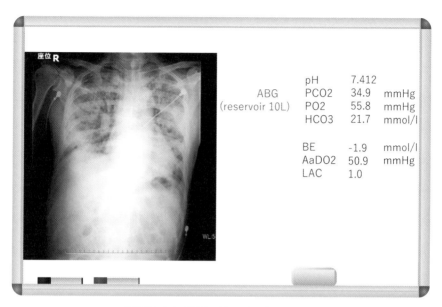

ABG
(reservoir 10L)

pH	7.412	
PCO2	34.9	mmHg
PO2	55.8	mmHg
HCO3	21.7	mmol/l
BE	-1.9	mmol/l
AaDO2	50.9	mmHg
LAC	1.0	

図30 胸部単純X線写真（day 12）

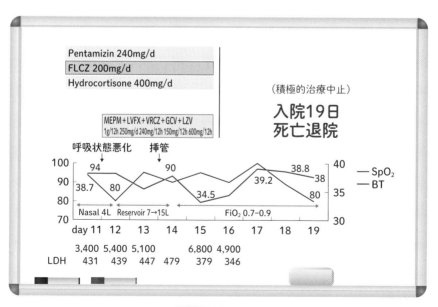

図31 治療経過

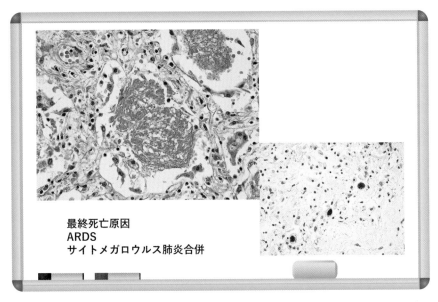

最終死亡原因
ARDS
サイトメガロウルス肺炎合併

図32 解剖所見

も，可能な限り気管支鏡による詳細な検査を行ったほうがいいです．1例目は HIV で亡くなってしまった方の症例でした．

○ 症例を通して考える性感染症への対応: 症例2

2例目は30代男性，少し前までごく普通に社会生活を行っていた一般的な男性です（図33）．ところが，2ヵ月ほど前から急に元気がなくなり，うつ病のようになってしまった．しかも，急に叫んだり，人の制止も聞かずに徘徊するようになってしまったのです．高齢者にこのようなことが起きるとアルツハイマー病などの認知症に間違えられてしまうことが多いですが，この方はまだ30代です．2ヵ月前からの異常行動，せん妄状態ということで，何か亜急性の神経異常をきたしていることが考えられました．

はじめはうつ病として治療されていましたが，徐々に悪化して嘔吐し，誰が見ても意識障害ととれる状態に陥ったため救急搬送となりました．この方もやはり，既往歴に B 型肝炎と梅毒があり，口の中は真っ白で

JCOPY 498-02142

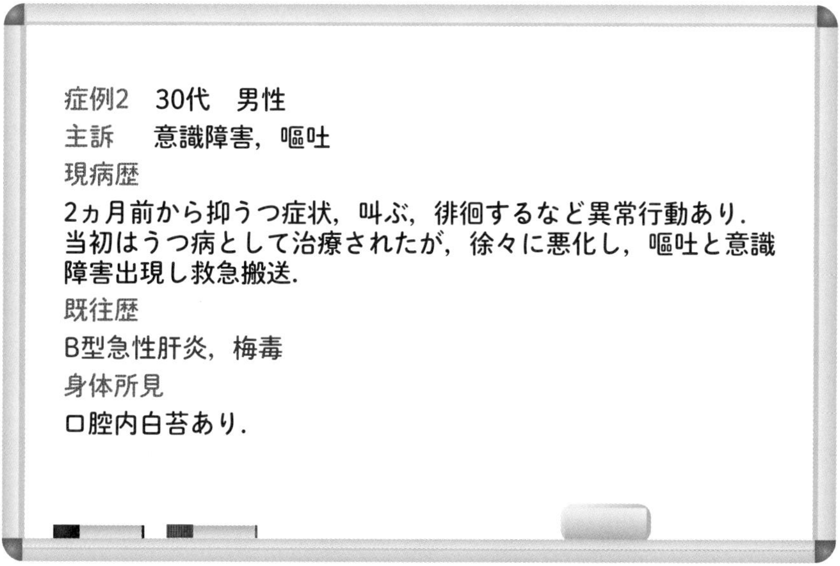

症例2　30代　男性
主訴　意識障害，嘔吐
現病歴
2ヵ月前から抑うつ症状，叫ぶ，徘徊するなど異常行動あり.
当初はうつ病として治療されたが，徐々に悪化し，嘔吐と意識
障害出現し救急搬送.
既往歴
B型急性肝炎，梅毒
身体所見
口腔内白苔あり.

図33 症例2　30代男性

す. ここは先ほどの症例 1 と同じです.

　意識障害があるということで，ある病気の疑いがあったため頭部
MRI を撮ったところ，図 34 の所見が得られました. まるで AIDS の
典型症例集のように思われるかもしれませんが，性感染症の基本を理解
していただくために提示しています.
　この MRI を見ると，明らかに白質の部分に high intensity な異常が
あります. 一方で，脳の構造自体は萎縮や圧迫などの変異はありません.
腰椎穿刺で髄液を採取したところ，JC ウイルスが検出されました. ご
存知の方はもうおわかりかもしれませんが，進行性多巣性白質脳症
（PML）でした（図 35）.

　HIV の免疫不全の進行によって合併症として生じる中枢性の感染症
です. この方も HIV の PCR 陽性，確定診断となりました. CD4 のカ
ウントは $100/\mu L$ でした.

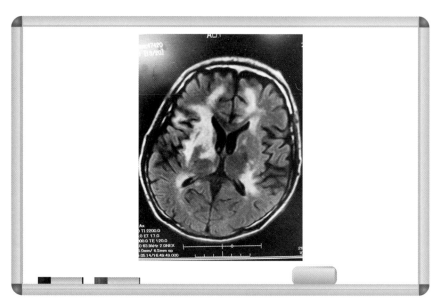

図34 頭部MRI 髄液JCウイルスPCR+

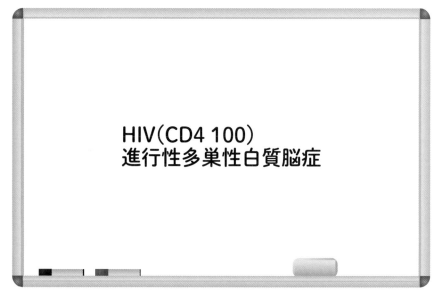

HIV(CD4 100)
進行性多巣性白質脳症

図35 診断

JCOPY 498-02142

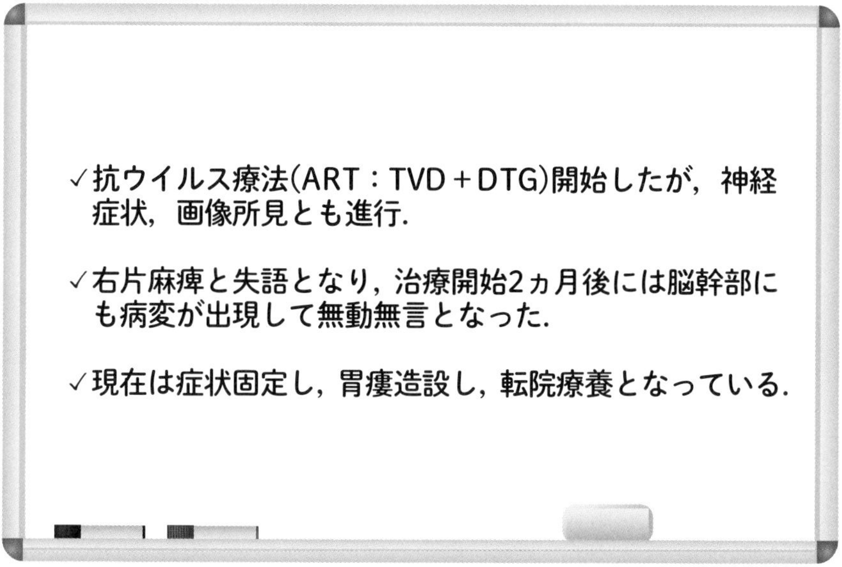

✓抗ウイルス療法(ART：TVD＋DTG)開始したが，神経症状，画像所見とも進行.

✓右片麻痺と失語となり，治療開始2ヵ月後には脳幹部にも病変が出現して無動無言となった.

✓現在は症状固定し，胃瘻造設し，転院療養となっている.

図36 経過

　この方の場合，進行性多巣性白質脳症は先ほどのニューモシスチス肺炎と違い特効薬がなく，原疾患であるHIVの治療を行って症状の進行が止まるのを期待するしかありません．脳神経の感染自体には決まった治療法がありません．メフロキンなど抗マラリア薬が効くという逸話もありますが，エビデンスは確立されていません．また，HIVの治療を始めると一時的に脳の感染症が悪化し，かえって顕在化してくる可能性があります．これをIRIS（immune reconstitution inflammatory syndrome，免疫再構築症候群）といいます．

　したがって，根本的なHIVの治療をするしかないので治療を開始しましたが，IRISによるものか自然経過なのか，正確に区別はつきませんが白質脳症は悪化してしまいました（図36）．2ヵ月前まで普通に歩いて，働いて，元気に生活していた男性が右片麻痺と失語となり，治療開始から2ヵ月後には，幸いHIV自体の治療は奏効して一命をとりとめ，投薬を続けていればこれ以上免疫不全が悪化することはない状況となったものの，呼吸をつかさどる脳幹部にも病変が出現し，無動無言と

なってしまいました．一時は呼吸も止まるのではないかと危惧されましたが，どうにか症状固定することができ，現在は胃瘻を造設して HIV 治療を続けるために転院，長期療養となっています．

これら 2 つの症例は，いずれも HIV はやはり怖いものだと思わせる経過をたどりました．

○ HIV について

しかし，HIV の現在の一般的な認識は全く別物と考えてください．治療法の進歩により，現在は非常に予後の良い病気になっています（図 37）．おそらく，医療者の間でも HIV に対するイメージには世代間ギャップがあるのではないでしょうか．若い先生方は HIV と聞いてもそこまで抵抗なく受け入れられるかもしれません．

私の経験上，上の世代の方が HIV に対して差別・偏見が強い気がします．HIV と聞くと，患者を受け入れても大丈夫なのか，亡くなるのではないかという認識の方が多いです．それもそのはずで，1996 年以前は確固たる治療法がなく，クイーンのフレディ・マーキュリーをはじめ，たくさんの人がこの病気で亡くなっています．転機が訪れたのは 90 年代後半のことで，今の治療法の原型となる，抗 HIV 薬を組み合わせる方法が開発され，だいぶ予後が改善されました．さらに，2000 年以降は複数の基本的な抗ウイルス薬を組み合わせて服用することで HIV を抑えると，CD4 つまり免疫不全状態が改善されてくることが確認されて以降，薬の改良が行われました．より効く薬，より飲みやすい薬，より副作用の少ない薬を追求してきたおかげで，現在では 1 日 1 錠だけでよく，副作用や服薬への負担も少なく，長期的な治療を続けることで寿命が延びてきました．1 錠の中にあらかじめ数種類の薬が混ざっています．

最初の頃の治療法では両手にいっぱいになるくらいの錠剤を一度に飲まなくてはならないうえ，一部の薬では尿路結石を起こしやすくなる副作用があったため，患者は 1 日に 2 リットルほどの飲水を義務づけられていました．加えて高頻度に嘔吐や下痢などの副作用が出ていました．さらに，現在コロナの治療でプロテアーゼ阻害剤を使う際に同じ問題が

JCOPY 498-02142

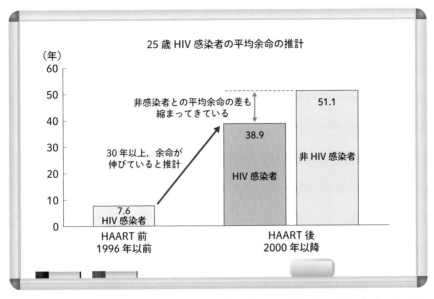

25 歳 HIV 感染者の平均余命の推計

（年）

非感染者との平均余命の差も縮まってきている

30 年以上，余命が伸びていると推計

51.1

38.9

HIV 感染者

非 HIV 感染者

7.6
HIV 感染者

HAART 前
1996 年以前

HAART 後
2000 年以降

図37 HIVの予後は劇的に改善している（25歳HIV感染者の平均余命の推計）

出ていると思いますが，他の薬との相互作用，つまり飲み合わせの問題も大きく，非常に使いにくかったのです．今はたった1錠だけでよく，副作用もだいぶ改善されています．さらに，なんとHIV患者でも，そのほかの健康な人と寿命があまり変わらなくなってきています[28]．この報告がされたのが2007年なので，今はさらにデータが良くなっていると思います．2007年時点の結果でも，健康な人が25歳以降平均50年の寿命とした場合，25歳でHIVを診断された人が，その後平均して40年生きることができると出ています．別の報告では，糖尿病よりもHIVの方が寿命が長いのではないかと報告しているものもありました．

　ただし，HIVは症例報告としては「HIVを治せた」と言っているものもありますが，現時点での一般的な考えとしてはHIVは完治ではなく，投薬治療を続けることで寛解状態に抑えていく慢性疾患になったというものです．非常に飲みやすく，継続しやすくなった薬による治療を続けていくことで存命が可能になったのです．

　さて予後が改善されたと言いましたが，紹介した症例のうち，1例は亡くなってしまい，もう1例は重大な後遺症が出てしまいました．本来，こうなってはいけないのです．HIVは早く見つけて早く治療を開始すれば，提示した症例のようなことはなくなるのです．また，HIV治療を適切に行いウイルスを抑え込めば，他の人にうつすこともないことがわかっています．HIV治療は本人だけでなく，他者への感染も抑える効果があるのです．

　ということで，HIVは早く診断するに越したことはありません．そのために必要なのが，サル痘にも関わることですが，性感染症の1つであるという認識を持つことです．つまり，性感染症を1つ見つけたら，その時点でほかの性感染症を積極的に探しにいくということが重要です．HIVからAIDSへの推移は早ければ数年，長くて8年〜10年で起こるとされていますが，感染してから少なくとも数年の間は慢性期が続きます．一方で，感染してすぐは急性期として発熱やリンパ節腫脹，発疹といった強い症状が出ることがあります．現時点でこの症状をみたとすると，サル痘との区別が難しいかもしれません．また，発熱以外にもＨＩＶの急性期には咽頭痛や血球減少，異形リンパ球出現など伝染性単核球症と酷似するような臨床像になります．その時点でEBウイルスやサイトメガロウイルスのような急性感染症以外にHIV，梅毒，サル痘が鑑別に挙がってきます．サル痘診療の際にはHIVの可能性もあることを念頭におく必要性があります．どちらも性感染症ルートをとるため，患者背景も被ります．したがってサル痘疑いの患者については，急性HIV感染症に対する検査も同時に行う必要があると私は考えています．サル痘診療の鑑別を適切に行うために，急性HIV感染症の知識が必要ということです．

　図38を見てください．「1」の急性期に見つけることができれば，一時的にウイルス量が増え症状が強く出たとしても，自分の免疫で抑え込み，セットポイントまでもっていくことが可能です．そこから数年単位で症状の出ない慢性期が続きますが，この間ウイルスは体の中に存在し続け，免疫を破壊し続けています．やがてこの駆け引きは我々の免疫の敗北という形で崩壊し，CD4が減少し始め，ひいてはAIDSを発症します．

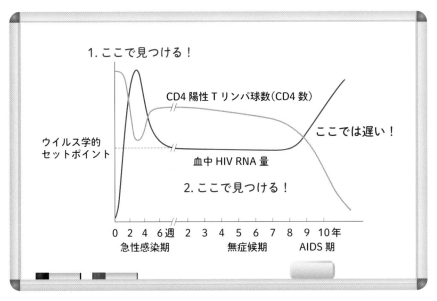

1. ここで見つける！

CD4 陽性 T リンパ球数（CD4 数）

ウイルス学的
セットポイント

ここでは遅い！

血中 HIV RNA 量

2. ここで見つける！

0　2　4　6 週　2　3　4　5　6　7　8　9　10 年
急性感染期　　　　　無症候期　　　　AIDS 期

図38 自然経過の理解が大切！
（厚生労働省. 抗 HIV 治療ガイドライン 2022 年 3 月より改変. 作成）[29]

　提示した 2 症例はどちらも，この免疫が敗北した後の AIDS 期で見つかったため，ふつうの人なら発症しないようなニューモシスチス肺炎や進行性多巣性白質脳症を起こし，残念な結果となってしまいました．いくら HIV は予後がいい病気になったとは言っても，発見や治療が遅れれば，やがて命を落とす疾患に変わりがありません．今回は私たちの力不足で助けることはできなかったのですが，ニューモシスチス肺炎になってしまっても，治療が奏効して治癒していくケースもたくさんあります．ただし，回復までに膨大な労力がかかり，ときに後遺症を残すなど，何より患者さん自身が非常につらい思いをしますし，見つけるまでの間に他の人にうつしてしまっている頻度も高まります．したがって，HIV はできる限り急性期，遅くとも慢性期までに見つける必要があります．慢性期の無症候者から感染者を見つけるためには検査をするしかなく，健康診断の際に検査をするか，われわれ医療従事者が積極的にHIV を鑑別に挙げて検査するしかないのです．

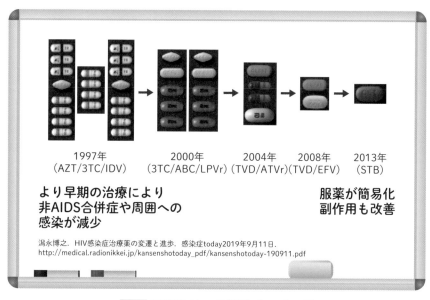

図39 早期発見，早期治療の重要性

HIV 治療薬は，かつてはたくさんの薬を飲む必要がありましたが，今では1錠でよくなっています（図 39）．おかげで，治療を継続しやすくなり，予後が改善してきた経緯があります．だからこそ，早く見つけて早く治療を開始し，手遅れになることを減らしたいのです．

性感染症を診るうえで重要なこと

そのために一番重要なのは，繰り返しますが1つ性感染症を見つけたら他のスクリーニングを行わなければいけないということです（図40）．健康診断では疑いがなくてもパッケージで検査ができるかもしれませんが，HIV はパッケージに入っていないことの方が多いですから，無症状の人へ検査を行うためには，やはりわれわれ治療者が他の性感染症をみた時に HIV 検査を勧めて行うことが大切であると思います．

性感染症にかかるということは，他の性感染症にかかるリスクがある

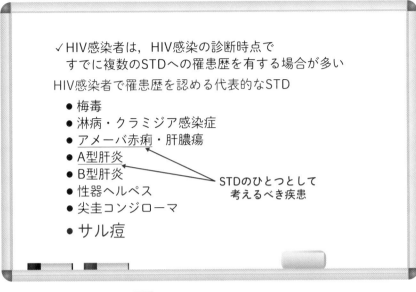

図40 1つSTIを見つけたら……

ということです．梅毒，淋菌，クラミジア感染症，アメーバ赤痢，A
型/B型肝炎，性器ヘルペス，尖圭コンジローマなどが代表的ですが，
ここにこれからはサル痘が加わります．つまり，サル痘を見つけたら梅
毒検査やA型/B型肝炎の検査，あるいは尿道感染症の検査などを検討
することになります．また，サル痘はいまのところ陰部，肛門部，口腔
の水疱を初期症状で訴えることが考えられます．この初期の段階では性
器ヘルペスや梅毒との区別が困難かもしれません．かなり性感染症の知
識が求められる状況になると予想されます．

　さて，最初にみた2つの症例を思い出してください．あのような状
況になってしまう数年前に，梅毒やB型肝炎になっていました．その
時点でHIVを調べていたら，もしかすると亡くなることや重篤な後遺
症を残すことはなかったかもしれません．もちろん，その時点で調べて
陰性だったならば，検査が引っかからないウインドウ期やそれよりも後
にHIVへ感染した可能性もあります．ただし，何らかの性感染症に

かかった段階で，HIV や各種性感染症の予防についてきちんとアドバイスしておけば防げた可能性や，その後の受診行動や予防意識の変化をもたらした可能性もあります．

性感染症とは

図 41 に挙げたような疾患は誰でもが性感染症と認識するいわゆる王道の性感染症とも言えるのではないでしょうか，人に知られるとちょっと恥ずかしいような，明らかに性感染症だと誰もがわかっているものです．

盲点となるのが，性感染症とは思われていない疾患が，実は性感染症の側面を持つという場合です．サル痘もこれに近い認識になるのではないかと思います．サル痘は性感染症としての側面が今のところ強いですが，今後感染が広がっていけば，性的ではなく発疹を手などで触るといった接触を介した感染ルートの方が通常になっていく可能性があります（図 42）．

まず A 型・E 型肝炎ですが，一般的にはジビエなどを不十分な処理で食べることによる糞口感染を起こすことで知られていますが，性感染症の側面もあります．その他，開発途上国に行き衛生状態の不十分な水を接種することによる感染などが起こります．B 型・C 型肝炎も，性感染症だという認識がない医療従事者も多いです．輸血による感染のイメージが強いのですが，今の血液製剤はチェックされています．100%すり抜けがないとは言えないかもしれませんが，輸血ルートでの感染は相当少ないと思います．また，母子感染についても，今は定期接種で子どもに B 型肝炎ワクチン接種がされるようになっています．昔は，母親の B 型肝炎が確定しているケースでのみ子どもにワクチン接種がされていましたが，今では全員に接種するようになっています．したがって，B 型・C 型肝炎が成人発症した場合は，性感染症を疑わなければいけません．

赤痢アメーバも A 型肝炎と同じように途上国での糞口感染が一般的

JCOPY 498-02142

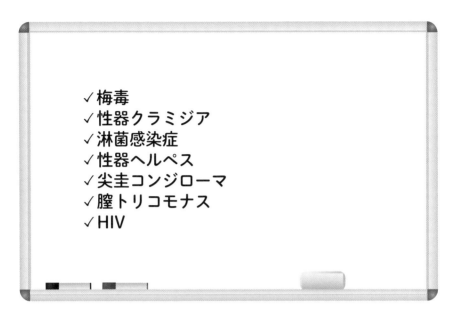

図41 性感染症とは?

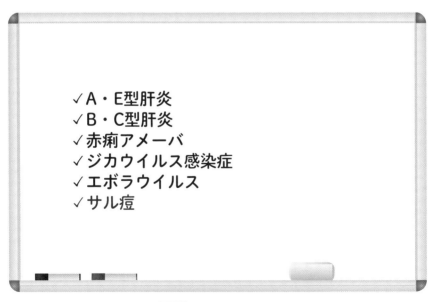

図42 意外な性感染症

57

ですが，直腸を用いての性交渉による感染で直腸炎，アメーバ腸炎，またそこから門脈を介して肝膿瘍という形でアメーバ感染症を起こします．これも HIV 感染者に起こりやすい感染症の 1 つです．

　最近あまり話題にならなくなりましたが，数年前に大流行したジカウイルス感染症も性感染症ルートがあります．2015〜2016 年のブラジルオリンピックの時期に大流行し，妊婦が感染すると母子感染により子どもが小頭症になる可能性があるとして問題になりました．これは蚊を介して感染する蚊媒介感染症ですが，ヒト-ヒト間感染は性交渉で起こります．

　エボラウイルスも非常に恐ろしい感染症で，接触感染でうつる病気ですが，接触の中には当然，性感染症ルートも含まれます．さすがにエボラやジカウイルスはまだみたことがありませんが，A 型・B 型・C 型肝炎やアメーバ感染症は日本でもしばしばみかける感染症です．これらの感染症をみた時には必ず他の性感染症のスクリーニングが必要です．

○　性感染症の症状

　さて症状について，性器に異常があれば性感染症を疑うのは難しくありませんね．また，男性の場合は尿道から膿などの分泌物があると本人が気づき，泌尿器科を受診することが多いです．女性の場合はどちらかというと症状が出にくく，婦人科検診でクラミジアが指摘されることもあります．おりもの（帯下）が増えたり，陰部に何かできたりしたときに，医学の知識が少しある人であれば疑うのは難しくないでしょう（図43）．

　ただし，性感染症の落とし穴は，性器だけに症状が出るわけではないということです（図44）．この認識がないと，見落とします．オーラルセックスによる感染では咽頭痛や口腔内潰瘍を生じます．また，全身症状としてリンパ節腫大，発疹，関節痛，下痢などが生じます．いかがでしょうか．咽頭痛・リンパ腫脹・発疹はサル痘とかぶりますね．したがって，これらの症状が出ている患者については，サル痘だけではなくその他の性感染症の鑑別が必要になってきます．サル痘の診断があって

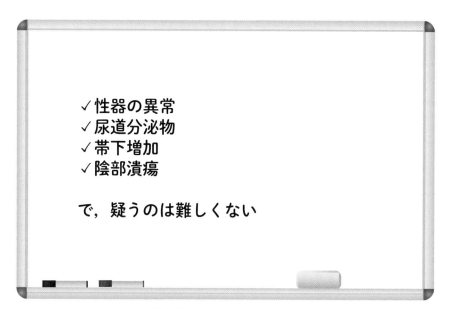

図43 性感染症の症状 ①

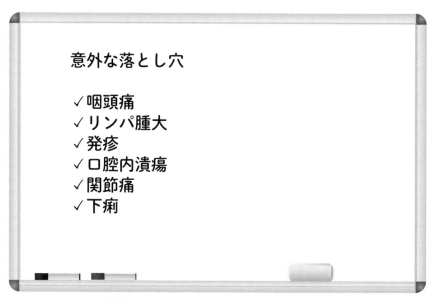

図44 性感染症の症状 ②　意外な落とし穴

もなくてもこの必要性は一緒です.

　咽頭痛があれば急性 HIV 感染症や梅毒，咽頭の淋菌感染症なども鑑別に入ってきます．頸部や全身のリンパ節が腫れた場合，やはり急性 HIV 感染症や，鼠径部のリンパ腫大では性器ヘルペスなど様々な感染症が鑑別に入ります．発疹についてはサル痘の他に，梅毒と急性 HIV 感染症が性感染症では有力候補です．つまり，サル痘と急性 HIV 感染症，梅毒は主な症状が重複するため，スクリーニングがとても重要になるのです．

　図 43 のような明らかに性感染症を疑う症状がある場合は，患者本人が自覚し，心配していることの方が多いので，本人から性感染症かもしれないと訴えてくることも少なくなく，比較的にききやすいです．しかし，図 44 のような症状を訴えて受診した場合，性感染症を起こすような行動があったかどうかこちらからきかなくてはいけないものの，初診患者に対してきく際に，きき方とタイミングを間違えると反感や不信感を与えてしまう恐れがあります．性交渉歴の聴取にはコツがあるので，私の実際の講義に参加していただいた際には実習を行っています．実臨床では，こちらの問診に患者がすべて正直に答えるわけではないのも難しい点です．

問診のコツ

　具体的にどんなことをきくのか図 45 にまとめました．5P というのが有名な覚え方です．まず Partners. 我々は常識として知っておかなければいけないのが性交渉は必ずしも異性間だけではなく，男性間，女性間，その他 LGBT というさまざまなジェンダーがあります．2 つ目は Practice, どういう行為をしたのかです．必ずしも性器を使うわけではなく，口や肛門を使う場合もあります．3 つ目の Prevention of pregnancy では避妊したかどうかだけでなく，ピルを服用しているのか？　どんな避妊具をどのように使ったかどうかも重要になってきます．4 つ目の Protection は，性感染症予防をしていたかどうか，やはりどんな避妊具をどのように使ったかどうか，B 型肝炎などワクチン接種を

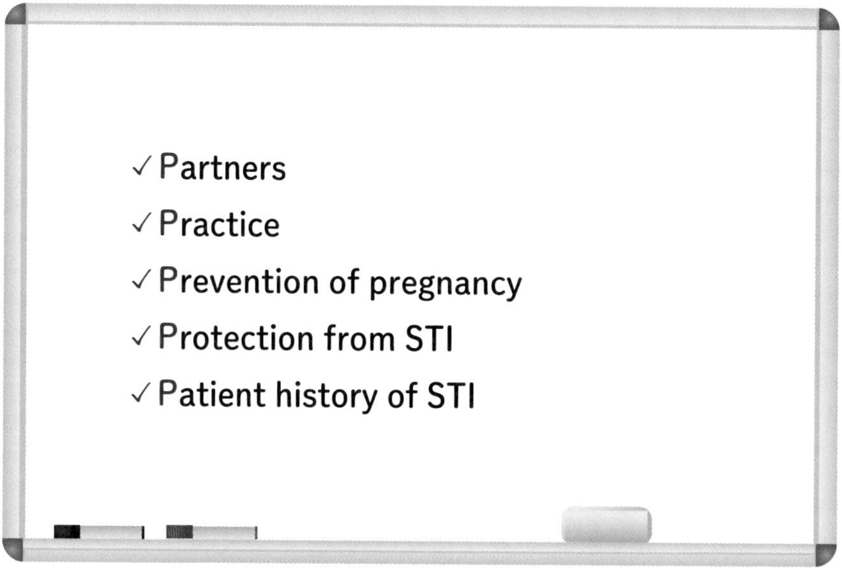

- ✓ Partners
- ✓ Practice
- ✓ Prevention of pregnancy
- ✓ Protection from STI
- ✓ Patient history of STI

図45 性交渉歴の5P

行っていたか，HIV薬など予防服用をしていたかなどが重要になってきます．5つ目は性感染症の既往があるかどうかです．これがとても重要で，今回提示した2つの症例はまさにこの5番目が鍵となっていました．仮に，4つ目までの質問で本当のことを言ってもらえず，性感染症を疑う行動はないと言っても，過去の病気をきいた際にB型肝炎と梅毒と聞いたら医療者がピンとこないといけません．あるいは，それ以上きくのは愚問ともいえ，この病歴を聞いた時点で，「あなたの場合，HIVの検査をされた方がよいですよ」と正直にお伝えし，お勧めすべきでしょう．

さて，こうした性交渉歴をきく際のポイントは，まずはできるだけ1対1の空間できくということです．研修医の先生や相手の親御さんが一緒にいるような状況では，本当のことを聞き出すのはまず無理です．また，ジェンダーにも配慮する必要があり，私のような男性医師が診察する場合，患者が女性の時は看護師や女性医師など誰か女性スタッフに

も同席してもらうか，女性医師と 1 対 1 で聴取してもらいます．もちろん，様々なジェンダーがあるため，それに配慮したスタッフ配置をする必要があると思います．また，こうした聴取の必要性を淡々と説明することも重要です．「あなたの症状では，こういった感染症を疑っていて，これはあなただけではなくどの患者にも行うことです」ときちんと説明しましょう．また，問診の順番も大事です．提示した 2 症例はいずれもみる前から私のなかではほぼ HIV 陽性であろうと確定していましたが，いきなりきいては唐突過ぎるので，性交渉歴をきくのはなるべく最後の方に回しましょう．こうしたコツを駆使して何とかきくのですが，必ずしも正直に答えるとは限らないのが人間というものだということは，いつも頭に置いておく必要があるでしょう．

○ 代表的な性感染症

ここからは代表的な性感染症を解説していきましょう．

まずは尿道炎です．尿道炎は淋菌性とクラミジアなどの非淋菌性の尿道炎に分類されます．

図 46 のように性器から膿が出ていれば明らかに尿道炎で診断は簡単ですが，この膿をグラム染色してグラム陰性双球菌が見えると淋菌と確信できます（図 47）．

淋菌の場合，性器だけでなく図 48 のように結膜炎症状を伴うことがあります．性行為の practice によっては咽頭炎や直腸炎を起こすこともあります．また，女性の場合には症状が出にくいため気づくのに時間がかかり，かえって症状が進行し播種性淋菌感染症になることが男性より多いとされます．

播種性感染症では熱が出て発疹，関節炎，腱鞘炎のような痛みが出てきます（図 49）．腱付着部炎など膠原病と間違えられるような症状が出てきます．そしてこれらの症状もサル痘と鑑別しなくてはいけないものです．他の病気に比べるとややマイナーともいえ，さすがに私も発熱と

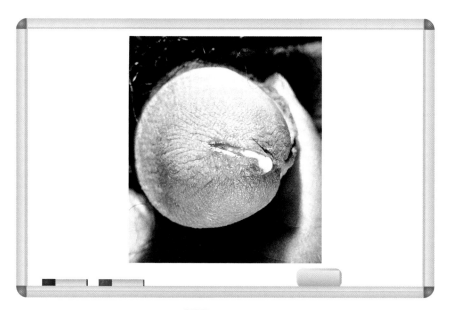

図 46 尿道炎！！

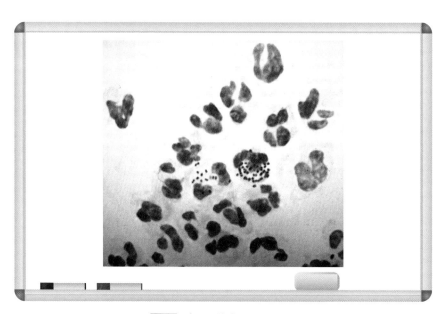

図 47 グラム染色してみると

✓ 尿道炎
✓ 咽頭炎
✓ 直腸炎
✓ 結膜炎
✓ 播種性感染症

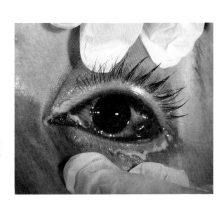

図48 淋病

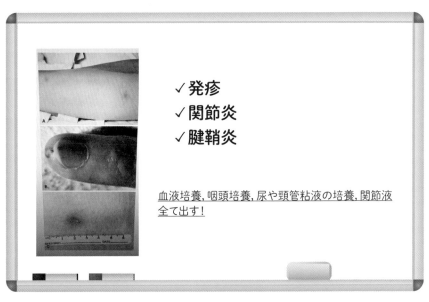

✓ 発疹
✓ 関節炎
✓ 腱鞘炎

血液培養, 咽頭培養, 尿や頸管粘液の培養, 関節液
全て出す!

図49 播種性感染症

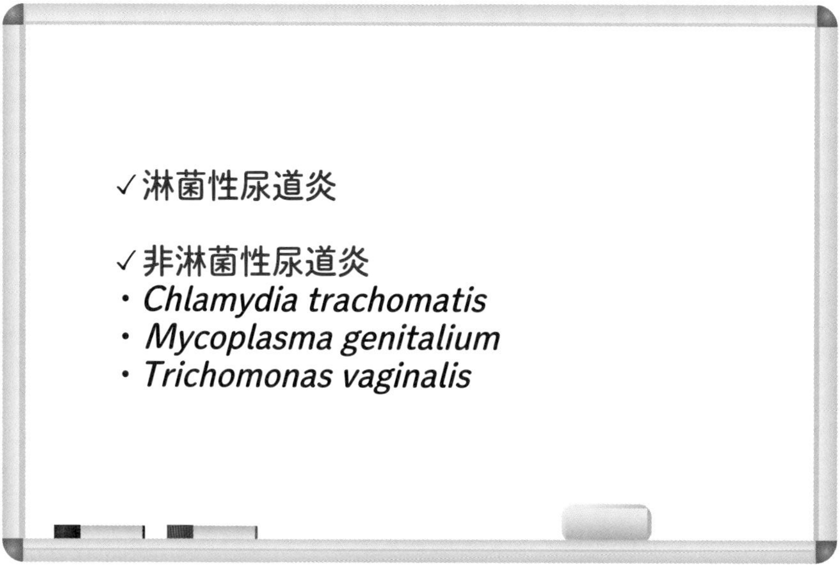

✓ 淋菌性尿道炎

✓ 非淋菌性尿道炎
・ *Chlamydia trachomatis*
・ *Mycoplasma genitalium*
・ *Trichomonas vaginalis*

図50 尿道炎

発疹で播種性淋菌を鑑別の一番に挙げることはありません．だからこそ，他の性感染症はスクリーニングするという認識を持って，HIV や肝炎だけでなく分泌物や血液培養を提出するなど淋菌の検査もしておくことで播種性淋菌感染症にも気づく確率を上げることができるようになるのです．なんだかわからない時こそ，検査は裾野を広げて行うべきです．

　尿道炎に話を戻すと，淋菌性の物だけではなく，非淋菌性尿道炎があります（図50）．有名なクラミジアの他に，今少し話題になっていて知っておくべきものとして，*Mycoplasma genitalium* があります．これは耐性菌が非常に問題になっています．

　感染症を考える際に外せないのが耐性菌問題です（図51）．尿道炎はじめ UTI（尿路感染症）に処方している人が少なくないかもしれませんが，淋菌へのニューキノロン系はほぼ耐性化しているため，セフトリアキソンを使うようにしてください．ただし，セフトリアキソンの耐性も報告されており，これは世界的に問題になっています．淋菌感染症は

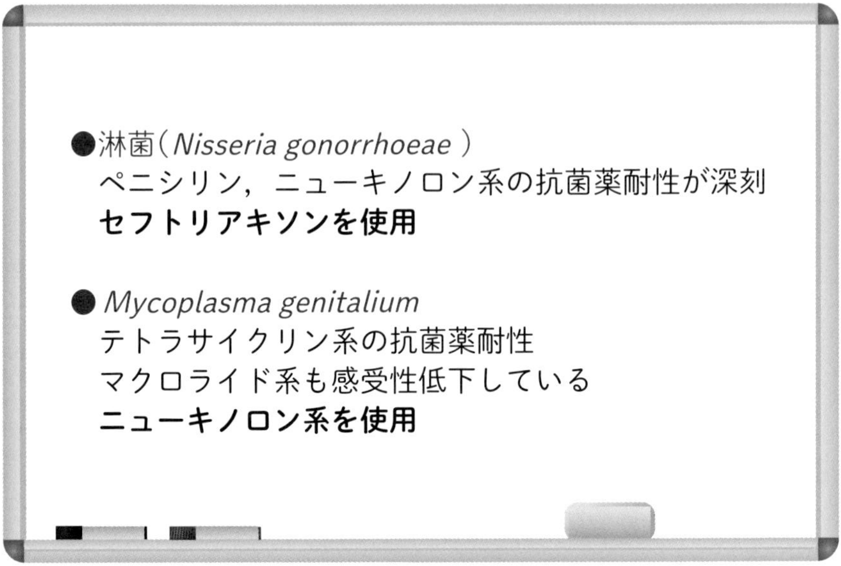

● 淋菌（*Nisseria gonorrhoeae*）
ペニシリン，ニューキノロン系の抗菌薬耐性が深刻
セフトリアキソンを使用

● *Mycoplasma genitalium*
テトラサイクリン系の抗菌薬耐性
マクロライド系も感受性低下している
ニューキノロン系を使用

図51 薬剤耐性菌の問題

播種性淋菌感染症を除いて，重症化や命を落とすような病気ではありま
せんが，性感染症としての羞恥心があります．だからこそ耐性菌が対策
や解決の難しい問題になりえます．医師に受診できない，したくない人
がインターネットで薬を買い，抗生物質の乱用が起きています．

　Mycoplasma genitalium は本来，テトラサイクリンやマクロライド，
キノロン系を使って治療しますが，もともとテトラサイクリン系の耐性
があります．クラミジア感染症であればテトラサイクリンやマクロライ
ドがよく効きますが，*Mycoplasma genitalium* の場合，尿道炎で淋菌が
見えなくて，クラミジアが否定できない時に，エンピリックな治療をし
てもテトラサイクリン系が効かないという場合にはこの *Mycoplasma
genitalium* を疑う必要があります．この診断は，特殊な研究機関に依頼
をして PCR 検査を行います．アジスロマイシンが効くことがあります
が，その感受性も低下しており，効かないときにはニューキノロン系を
使います．使う薬剤に非常に困る菌なのです．

　厄介なのが，尿道炎では，淋菌性と非淋菌性が合併していることがあ
ることです．そうしたケースでは，キノロンあるいはセフトリアキソン

JCOPY 498-02142

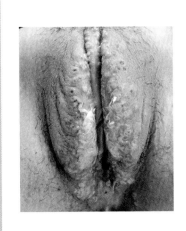

陰部潰瘍

痛ければヘルペス
痛くなければ梅毒
+サル痘を考える！

治療は　アシクロビル

図52 性器ヘルペス

（石川 治編. 皮膚科カラーアトラス　臨床像と組織像. 第3版. 中外医学社. 2017. p305）

　ではもしかしたらそれぞれ片方しか耐性菌が治療できず，治療失敗とな
りうるということです．性感染症では薬剤耐性が大きな問題ということ
はホットな話題なので知っておいて損はないでしょう．ですから，くれ
ぐれもウイルス感染症であるサル痘に安易に抗菌薬を処方しないように
してくださいね．

　性器ヘルペスは，陰部に痛みを伴う潰瘍をつくります（図52）．陰
部・口腔内の潰瘍の見分け方は，痛ければヘルペス，痛くなければ梅毒
を疑うのが基本的な原則です．例外として，梅毒の潰瘍に細菌感染を合
併すると痛みが出ることがあるので注意が必要です．

　これまでは基本的にこの2択でしたが，今はここにサル痘が入って
きます．そのほか珍しいものとして鼠径リンパ肉芽腫や軟性下疳なども
ありますが，よくみるものとしてはヘルペス・梅毒の2つで，そこに
これからはサル痘も鑑別に加えて診療を行いましょう．

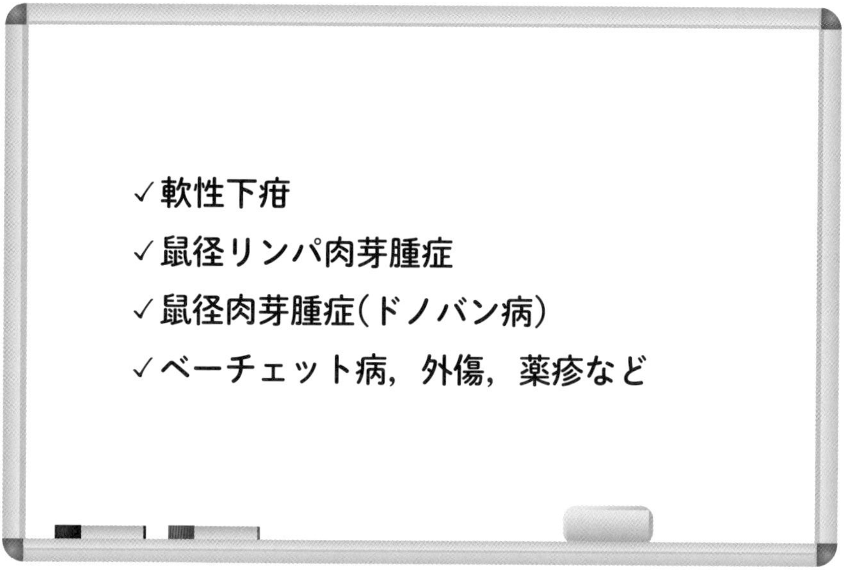

✓ 軟性下疳
✓ 鼠径リンパ肉芽腫症
✓ 鼠径肉芽腫症(ドノバン病)
✓ ベーチェット病, 外傷, 薬疹など

図53 まれな陰部潰瘍

　治療は, ヘルペスであればアシクロビルかそれに類する薬剤を使うと早く治ります. ヘルペス自体は自然治癒するものなので, 薬剤投与は必須ではありませんが, 特に初めてヘルペスに感染した際は症状が強く出るようです. また, ご存知の通りヘルペスはしばしば繰り返すことが多いのですが, その際には比較的症状は軽いと言われています.

　ほかに陰部潰瘍をつくるものとしては, 比較的珍しい疾患として軟性下疳, 鼠径リンパ肉芽腫症, 鼠径肉芽腫症 (ドノバン病) があるほか, 性感染症以外には膠原病であるベーチェット病, 外傷, 重症の薬疹やフルニエ壊疽も陰部病変をきたします (図53). これらの鑑別にサル痘が加わるということです.

　陰部潰瘍をつくる疾患としては尖圭コンジローマもよくみるものの1つです (図54). これは形態的に診断がつくと思います. 治療としては液体窒素による冷凍凝固治療やイミキモドの外用による治療を行います.

JCOPY 498-02142

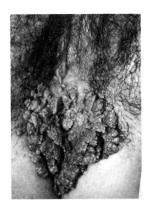

✓ヒトパピローマウイルス(HPV)
　6，11型

✓冷凍，電気などによる凝固治療

✓イミキモド外用

✓4価ワクチン(ガーダシル®)
　で予防可能

✓HPVは子宮頸癌，咽頭癌，肛門癌，
　陰茎癌の原因

図54 尖圭コンジローマ

ヒトパピローマウイルスによる感染症で，ガーダシル®という4価ワクチンで予防が可能です．HPVは子宮頸癌，咽頭癌，肛門癌，陰茎癌の原因になるためワクチン接種が推奨されています．尖圭コンジローマも陰部潰瘍ということでサル痘との鑑別に挙がるかもしれませんが，潰瘍というよりも鳥のトサカのような特徴的な腫瘍ができますので，知識や経験がある人がみればすぐわかると思います．

梅毒について

　　サル痘との鑑別で最も重要な疾患は，なんといっても梅毒だと思います．そもそもコロナ前から，梅毒が女性を中心に国内で増えていることが問題となっており，厚生労働省も警鐘を鳴らしていました（図55）．それ以前から梅毒患者はけっこういたのですが，男性間性交渉者（MSM）に多い傾向でした．ところが，ここ数年で女性の患者が急増しており，2015年ごろから厚生労働省はその点にも警鐘を鳴らしています．

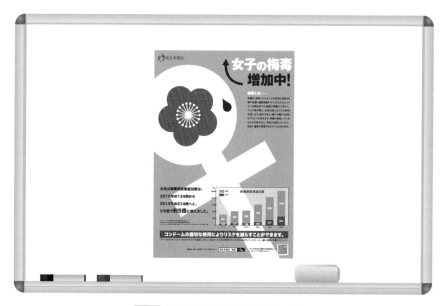

図55 厚生労働省の啓発ポスター
（https：//www.mhlw.go.jp/seisakunitsuite/bunya/kenkou_iryou/kenkou/kekkaku-kansenshou/seikansenshou/dl/leaf03.pdf）

　図56は梅毒患者の陰部の潰瘍です．梅毒にはステージがありますが，これは第何期でしょう．また，梅毒は血液検査ができますが，この方が仮に梅毒だとして，血液検査の結果はどうなるかわかりますか．これが重要なポイントです．梅毒の診断はしばしば血液検査に頼られますが，結果の解釈は必ず臨床像と照らし合わせていく必要があります．梅毒の病期と臨床像，検査結果のコーディネーションが重要ということです．

　図57では両手に発疹が出ています．この時期には熱が出たりリンパが腫れたり，発疹以外にも様々な症状が出てくることが多いのですが，一番多いのは手掌や足底の発疹です．手のひら，足の裏に発疹が出る病気は多くないので鑑別が絞られますが，発熱・リンパ節腫脹・発疹となるとサル痘も鑑別に入ってきます．

　梅毒はステージの理解がとても大切です（図58）．スピロヘータとい

JCOPY 498-02142

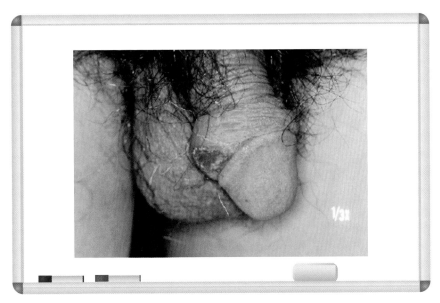

図56 梅毒　病期は？ 検査予想は？

（佐藤貴浩．見てわかる皮膚疾患　診察室におきたいアトラス．川田暁 他，中外医学社．2019．
P164 より）[30]

　うらせん状の菌が性的接触を介して粘膜に感染し，まず陰部，口腔内に
菌の入った下疳（潰瘍）をつくります．この時の潰瘍には基本的に痛み
はありません．したがって，**図56** のような潰瘍をみた時に，痛みがな
いのであればヘルペスよりも梅毒を疑います．サル痘も鑑別には入りま
すが，基本的に渡航歴や明らかな接触歴がなければ，まず梅毒を疑いま
しょう．

　ここで梅毒検査を行うのですが，われわれが覚えておかなければいけ
ないのは，この段階で検査をしても必ずしも陽性にはならないというこ
とです．この図では第1期に当たります．初期には検査結果が陰性に
なったり，2種類の検査結果が乖離したりします．教科書的には，この
潰瘍をこすったものを暗視野顕微鏡で観察するとスピロヘータが確認で
きるとされていますが，そんな検査ができる医療機関はほとんどないの
ではないかと思います．つまり，第1期梅毒に対しては臨床診断する
しかないのです．痛みがない潰瘍で，病歴的にリスクがあれば梅毒だろ

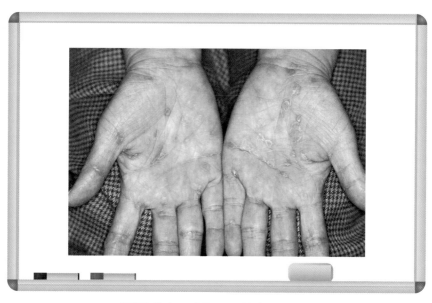

図57 梅毒 病期は？ 検査結果は？

（佐藤貴浩．見てわかる皮膚疾患　診察室におきたいアトラス．川田暁 他，中外医学社．2019．
P164 より）30)

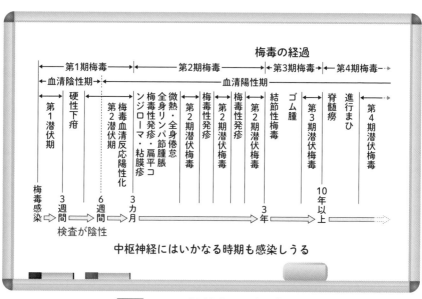

図58 ステージと検査の理解が大切

JCOPY 498-02142

うと診断するということです．時間が経てば必ず血清診断が陽性になりますので，時間をあけて梅毒の血清診断を再検査していくことがポイントです．

　ゆえに初期にはサル痘も考慮した感染予防策を行っておき，基本的には初期に臨床診断をしてエンピリックに梅毒の治療を開始します．確定診断はその後に血清診断で陽性が出るのを確認してください．梅毒検査が陰性ならサル痘など他の鑑別を考えましょう．もちろんサル痘の疑いが強いなら初期からサル痘検査を検討してください．

　さて，梅毒ですが，体に菌が入ってしばらくすると，スピロヘータが局所から全身に回ります．2期梅毒に当たるこの時期は多彩な症状が出てきます．全身にあらゆる症状が出るため，かのウィリアム・オスラー先生は「梅毒がわかれば医学がわかる」と言ったほどです．つまり，いろいろな症状をみた時に梅毒は鑑別に入ってくるということです．そのせいなのかわかりませんが，入院前や術前に梅毒検査がルーチンで行われるようになったのでしょうかね．診断の難しさから検査がルーチン化していったのではないかと私は疑っています．発熱，全身がだるい，全身のリンパが腫れるという症状は，あらゆる疾患でみられます．

　以前，全身のリンパ節腫脹から悪性リンパ腫が疑われて，リンパ節生検をするための術前検査をしたところ，梅毒の陽性が出て私に紹介されてきたケースもありました．結局そのときは生検をせずに2期梅毒と判断し，生検をいったん中止し，経過観察ののちに2期梅毒と確定診断しました．検査しておいてよかったねということですが，やはりその解釈がしっかりできないとダメですね．

　そのほかの症状として，2期梅毒は蛋白尿が出てネフローゼ症候群を起こしたり，肝炎を起こしたりと本当に全身に様々な症状を起こします．つまり，不明熱や説明のつかない症状がある場合には梅毒検査をした方がよいのではないかと思います．症状があって診断がつかない時には梅毒を疑ってみることは一つの手です．何か症状から梅毒を疑って診断するのが難しい代わりに，この時期は検査を行いさえすれば必ず陽性になります．梅毒検査は2種類ありますが，全身症状が出ている時期に行ってどちらも陰性だった場合には梅毒を否定することができます．

　サル痘が鑑別になるのは陰部に潰瘍ができる1期梅毒または，発

熱・全身の発疹・リンパ節腫脹がでてくる2期梅毒です. したがって, 全身症状が出ているときに検査をして梅毒が陰性であれば, 梅毒が除外され, サル痘の可能性が残るということになります.

　さて治療ですが, 実は梅毒の初期症状は治療しなくてもなくなります. しかし, 表面上は治っても体内にトレポネーマは残りHIVと同じように長期潜伏し, その後じわじわと身体をむしばんでいきます. この潜伏期間のうち, 最初の1年は初期潜伏梅毒と言い, 感染力が高いとされています. 1年以降は後期潜伏梅毒と言います. 治療されないまま潜伏期間が長くなるにつれて, 教科書でみるような, 進行麻痺や脊髄癆, アーガイル・ロバートソン瞳孔といった特殊な神経症状が出てきます. あるいは, ゴム腫という梅毒特有の表在病変が出ます. 梅毒による動脈瘤が合併すると命を脅かしたり, 神経病変では後遺症が出たりします. 症状がなくなるとしても初期のうちに梅毒治療をするのは, 将来の後期梅毒を予防するという意味があります. したがって, すでに無症状になっていても梅毒は原則として治療する必要があるのです. 進行麻痺や脊髄癆は後期梅毒の症状ですが, 誤解されがちなのが神経症状がある梅毒はすべて後期の梅毒かということです. これは間違いで, 髄膜炎などは初期から起こることがあります. 中枢神経症状が出たら進行した梅毒だというのは誤りで, いかなる時期の梅毒でも神経梅毒は起こりうることを覚えておきましょう.

　では検査です. 2つあると言いましたが, 1つはトレポネーマ検査 (TPHA), もう1つは非トレポネーマ検査でRPR (rapid plasma reagin test) やVDRL (venereal disease research laboratory) が有名です (図59). 基本的にそれぞれを両方1つ行うことでいいのですが, トレポネーマ検査は特異的だが, 永続的に陽性になるということが肝です. 陽性になれば, まれな偽陽性を除いて過去あるいは現在, 梅毒に感染していると言えます. ただし, 今の感染なのか過去の感染なのか判断がつかず, 治療効果判定には使えません. また, 先ほど述べた通り1期梅毒では陽性にならないことがあります. したがって, 梅毒のトレポネーマ検査は定量でフォローアップする必要はありません. 一方で非トレポネーマ検査は膠原病のSLEなどその他の疾患でも陽性になること

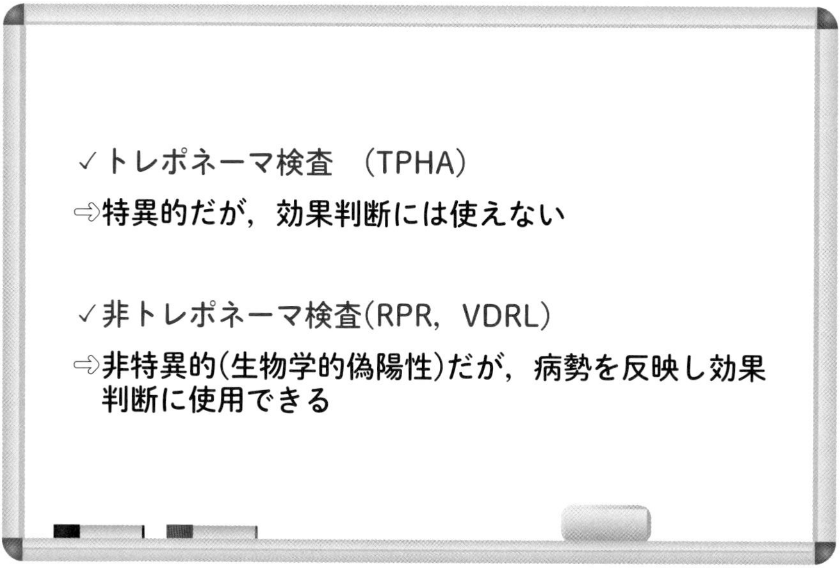

✓ トレポネーマ検査　（TPHA）
⇨ 特異的だが，効果判断には使えない

✓ 非トレポネーマ検査（RPR，VDRL）
⇨ 非特異的(生物学的偽陽性)だが，病勢を反映し効果判断に使用できる

図59 診断

で有名で，生物学的偽陽性を起こしたりと特異度は低いです．しかし，治療効果が出るとともに数字が下がっていきます．したがって，こちらは主に治療効果のモニタリング目的で使います．定量で継続してフォローアップする必要がある検査です．

　この2つの検査を組み合わせて解釈していくのですが，1期の梅毒であれば，検査結果は陽性にはならないことがあり，局所所見が最重要であることを忘れないでください．時間が経って2期梅毒になれば，検査は陽性になります．基本的には両方とも陽性になりますが，プロゾン現象といってあまりにもトレポネーマの菌量が多いと，希釈して検査しないと非トレポネーマ検査で偽陰性となってしまうことがあります．ここだけ注意が必要ですが，この現象はめったに起きることではなく，ふつうは2期梅毒は検査をすれば除外できます．2期以外でもいったん感染していれば陽性になりますが，症状がない人がどちらの検査も陽性であれば潜伏梅毒だろうということになります．あるいは，認知症症状がある人でこの検査が陽性になった場合は，神経梅毒を起こしている可能

従来
・アモキシシリン(250mg)16Cp分2+プロベネシド1g1日1回　14日間
ペニシリンアレルギーでは**ドキシサイクリン**
現在
・**長時間作用型ベンジルペニシリンベンザチン　筋注1回**
(2021年9月承認)

・3, 6, 9, 12, 24カ月に非トレポネーマ検査を測定
・非トレポネーマ検査が低下しない場合には, 髄液検査を行い, 神経梅毒
を除外の上で再治療.

図60 治療・効果判定

性があります. 病勢をみるためには RPR, VDRL を定量でみる必要が
ありますが, 検査結果の数値が低ければ治療しなくてもよいということ
には必ずしもなりません. 他に症状の理由がなく, 梅毒が疑わしければ
治療を行うことも考えましょう. 保健所への届け出の提出には RPR が
8 倍以上など基準がありますが, 治療の適応とは必ずしもイコールでは
ないということには注意が必要です.

　治療については梅毒にはペニシリンが有効です (図60). 我々の長年
の切望が認められて, ついに日本でも世界標準的な梅毒治療が可能とな
りました. 早期梅毒では長時間作用型ベンジルペニシリン G という筋
肉注射を 1 回打てば治療は終わります. 外来で 1 回打つだけで治療完
了できるのです.
　梅毒はペニシリンに長く触れていないと治療が上手くいきません. 血
中濃度を高く保つ必要があるのですが, 長時間作用型ベンジルペニシリ
ンの筋肉注射が以前から世界標準でした. しかし, 日本では梅毒という

JCOPY 498-02142

コモンディジーズに対する標準治療薬が長い間なかったのです．それが，最近承認されて使えるようになりました．

　これまでは，アモキシシリンにプロベネシドという痛風治療薬をあわせて治療していました．これは，谷崎隆太郎先生が臨床感染症のトップジャーナルである CID に HIV 患者の梅毒治療に対して行った症例を集めて報告し，その有効性が認められている治療法です[31]．なぜ痛風の薬を使うのかというと，アモキシシリンは半減期が短い薬であるためです．プロベネシドは相互作用でペニシリンの血中濃度を上げる効果があり，血中濃度を高く保つためにその作用を利用したわけです．

　ただし，1回注射で終わる筋注製剤が使えるようになったことで，長く頻回に内服薬を服用する過去の治療法を，いまではもう積極的に行う必要はないと考えていいでしょう．ペニシリンが使えない場合にはドキシサイクリンを使うこともあります．ただし，神経梅毒など症状が重篤な場合にはペニシリンを脱感作したり，セフトリアキソンを使うことが推奨されますので，専門家に必ず相談してください．神経梅毒や動脈瘤がある場合には静注のペニシリン G を使ってしっかりと治療する必要があります．詳しくは専門家への相談または成書を見て治療するようにしてください．

性感染症予防

　ここまで，重要な性感染症を解説してきました．サル痘を診るためにはこうした疾患が鑑別に入るので，性感染症の知識が必要になるため解説を行いましたが，一番わかっていただきたいのは最初の症例2つを通じてのメッセージです．あの2例では，B 型肝炎と梅毒が性感染症だという認識をしっかり持っていただけていたら，その時点で HIV が見つかっていたかもしれないのです．

　今後サル痘の患者が見つかったときには，性感染症のスクリーニングがやはり必要になってきます（図61）．あるいはサル痘自体が発熱・発疹・リンパ節腫脹を伴うため，急性 HIV 感染症，梅毒，播種性淋菌感染症などが鑑別に入ってきます．鑑別のためにこれらも検査するべきであり，また仮にサル痘の確定診断がついたとしても，他の性感染症も併

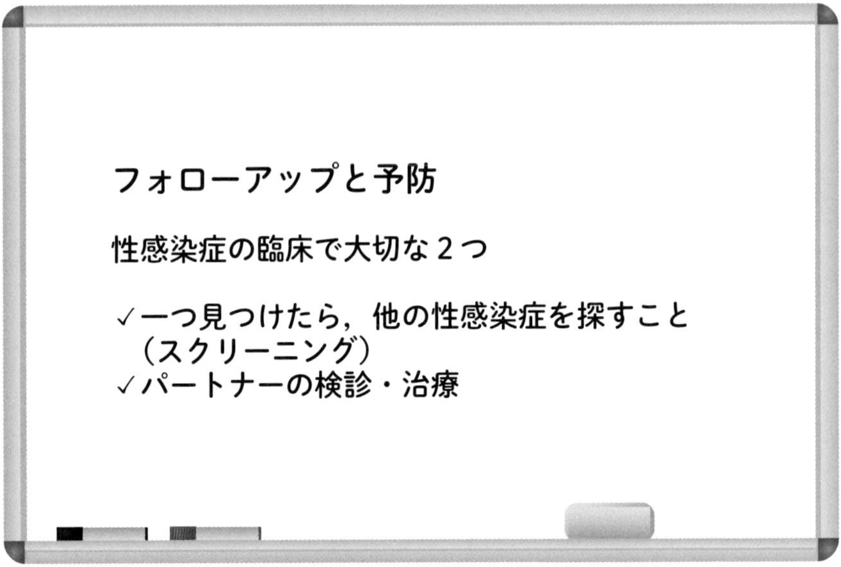

フォローアップと予防

性感染症の臨床で大切な2つ

✓ 一つ見つけたら，他の性感染症を探すこと
　（スクリーニング）
✓ パートナーの検診・治療

図61 フォローアップと予防

発している可能性があるのでスクリーニングは重要です．また，性感染症は感染症であり人にうつるものなので，同時にパートナーの検診・治療を進めていく必要があります．サル痘も同じで，1人見つかったらその人のパートナーも受診していただくようにします．天然痘ワクチンが有効であるため，厚生労働省が承認する方向で進めています．85％の確率で予防できるとされており，もしパートナーがまだ発症していなければ天然痘ワクチンの接種によって発症を防ぐことができる可能性があります．この意味からも，なるべく早く受診を促し，適切に対応していくことが重要になってきます．

　性感染症を診断した際には再感染や他の性感染症の予防のために，コンドームの使用，リスク行為の回避，ワクチン接種に関してしっかりと指導していく必要があります（図62）．

　コンドームの正しい使用法については図63を参考にしてください．

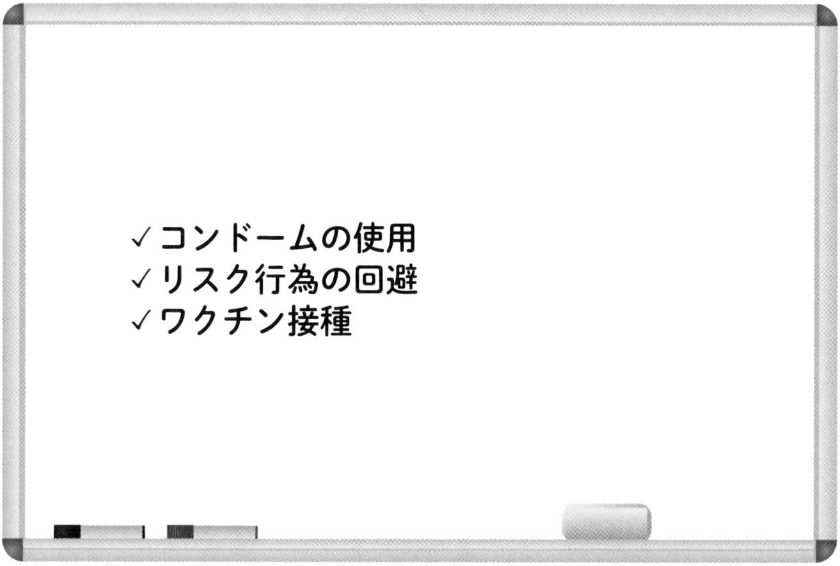

✓コンドームの使用
✓リスク行為の回避
✓ワクチン接種

図62 予防

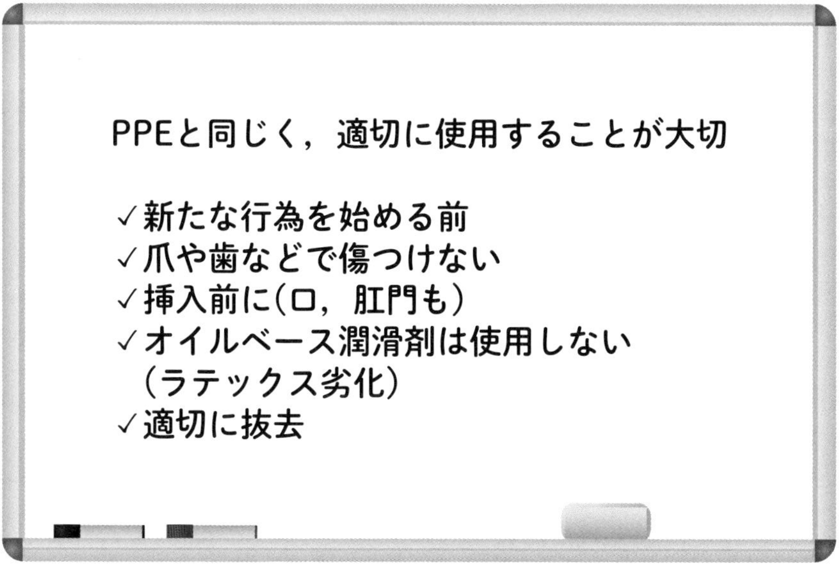

PPEと同じく，適切に使用することが大切

✓新たな行為を始める前
✓爪や歯などで傷つけない
✓挿入前に(口，肛門も)
✓オイルベース潤滑剤は使用しない
　(ラテックス劣化)
✓適切に抜去

図63 コンドームの着用

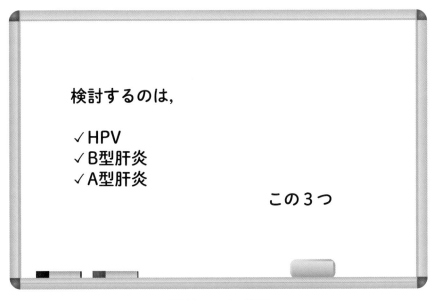

検討するのは,

✓ HPV
✓ B型肝炎
✓ A型肝炎

この3つ

図64 ワクチン接種

　ワクチンについてはHPVつまり子宮頸癌ワクチン,B型肝炎,A型肝炎の3つを基本的に推奨します(図64).今後,適応の認可状況によってはここに天然痘ワクチンも加わるかもしれません.現時点では,性感染症リスクのある人にはこれら3つのワクチン接種を推奨してください.なお,サル痘ウイルスにさらされた可能性のある方やサル痘患者には,臨床研究目的ということであればすでに接種可能と厚生労働省のお知らせには出ていますので,ご確認いただくとよいと思います[32].

　以上で,サル痘診療に必要な性感染症の知識をひととおり確認することができました.一番大切なのは,性感染症診療の原則を理解し,スクリーニングを積極的に行い,なるべく早期に見つけるべき疾患を見つけて治療していくことです.本書を皆さんの診療にお役立ていただけますと幸いです.

JCOPY 498-02142

文献📖

1) 国立感染症研究所. サル痘とは IDWR 2006 年 14 号.
   http://idsc.nih.go.jp/idwr/kanja/idwr/idwr2006/idwr2006-14.pdf
2) Damon IK. Status of human monkeypox: clinical disease, epidemiology and research. Vaccine. 2011 Dec 30; 29 Suppl 4: D54-9.
3) Centers for Disease Control and Prevention. 2003 United States Outbreak of Monkeypox [Internet]. Atlanta: CDC; 2018 [updated 28 September 2018; cited 2019 Jul 22]. https://www.cdc.gov/poxvirus/monkeypox/outbreak.html.
4) Sklenovská N, Van Ranst M. Emergence of monkeypox as the most important orthopoxvirus infection in humans. Front Public Health. 2018 Sep 4; 6: 241.
5) https://www.gov.uk/government/publications/monkeypox-outbreak-epidemiological-overview/monkeypox-outbreak-epidemiological-overview-22-july-2022
6) Case Western Reserve University DITTRICK MEDICAL HISTORY CENTER online archive（https://artsci.case.edu/dittrick/online-exhibits/smallpox/the-corlett-collection/）
7) Semba RD. The ocular complications of smallpox and smallpox immunization. Arch Ophthalmol. 2003; 121: 715-9.
8) 国立感染症研究所. 天然痘. https://www.niid.go.jp/niid/ja/diseases/ta/smallpox.html
9) Saijo M, Ami Y, Suzaki Y, et al. LC16m8: a highly attenuated vaccinia virus vaccine lacking expression of the membrane protein B5R, protects monkeys from monkeypox. J Virol 80: 5179-88, 2006.
10) Iizuka I, Ami Y, Suzaki Y, et al. A Single vaccination of nonhuman primates with highly attenuated smallpox vaccine, LC16m8, provides long-term protection against monkeypox. Jpn J Infect Dis. 2017; 70: 408-15.
11) Gordon SN, Cecchinato V, Andresen V, et al. Smallpox vaccine safety is dependent on T cells and not B cells. J Infect Dis. 2011; 203: 1043-53.
12) WHO. Vaccines and immunization for monkeypox: Interim guidance. 14 June 2022. https://www.who.int/publications/i/item/who-mpx-immunization-2022.1. 2022c.
13) 山口正義, 木村三生夫, 平山宗宏. 種痘研究班研究報告書―厚生省特別研究: 種痘後副反応及び合併症の治療に関する研究―. 臨床とウイルス. 1975; 3: 53-63.
14) CDC. Monkeypox, 17 Nov. 2021.
   https://www.cdc.gov/poxvirus/monkeypox/index.html
15) Fleischauer AT, Kile JC, Davidson M, et al. Evaluation of human-to-human transmission of monkeypox from infected patients to health care workers. Clin Infect Dis. 2005; 40: 689-94. doi: 10.1086/427805.
16) Vaughan A, Aarons E, Astbury J, et al. Human-to-human transmission of monkeypox virus, United Kingdom, October 2018. Emerg Infect Dis. 2020; 26: 782-5. doi: 10.3201/eid2604.191164.
17) WHO. Multi-country outbreak of monkeypox External Situation Report 1, published 6 July 2022.
   https://cdn.who.int/media/docs/default-source/2021-dha-docs/20220706_monkeypox_external_sitrep_final.pdf?sfvrsn=1b580b3d_4&download=true
18) Antinori A, Mazzotta V, Vita S, et al. Epidemiological, clinical and virological

characteristics of four cases of monkeypox support transmission through sexual contact, Italy, May 2022. Euro Surveill. 2022; 27: 2200421.

19) Duque MP, Ribeiro S, Martins JV, et al. Ongoing monkeypox virus outbreak, Portugal, 29 April to 23 May 2022. Euro Surveill. 2022; 27: 2200424.

20) Hammerschlag Y, MacLeod G, Papadakis G, et al. Monkeypox infection presenting as genital rash, Australia, May 2022. Euro Surveill. 2022; 27: 2200411.

21) De Baetselier, I, Van Dijck C, Kenyon C. et al. Asymptomatic monkeypox virus infections among male sexual health clinic attendees in Belgium. medRxiv preprint doi: https://doi.org/10.1101/2022.07.04.22277226.

22) Sklenovská N, Van Ranst M. Emergence of monkeypox as the most important orthopoxvirus infection in humans. Front Public Health. 2018; 6: 241.

23) Jezek Z, Szczeniowski M, Paluku KM, Mutombo M. Human monkeypox: clinical features of 282 patients. J Infect Dis. 1987; 156: 293-8.

24) US FDA. FDA approves the first drug with an indication for treatment of smallpox. 2018. https://www.fda.gov/news-events/pressannouncements/fda-approves-first-drug-indication-treatment-smallpox

25) SIGA. SIGA receives approval from the FDA for intravenous (IV) formulation of TPOXX ® (tecovirimat). 2022. https://investor.siga.com/news-releases/news-releasedetails/siga-receives-approval-fda-intravenous-iv-formulation-tpoxxr

26) European Medicines Agency. Tecovirimat SIGA. First published: January 28, 2022. https://www.ema.europa.eu/en/medicines/human/EPAR/tecovirimatsiga

27) Andrei G, Snoeck R. Cidofovir Activity against poxvirus infections. Viruses. 2010 Dec; 2: 2803-30.

28) Lohse N, Hansen AB, Pedersen G, et al. Survival of persons with and without HIV infection in Denmark, 1995-2005. Ann Intern Med. 2007; 146: 87-95.

29) 令和3年度厚生労働行政推進調査事業費補助金エイズ対策政策研究事業　HIV感染症および血友病におけるチーム医療の構築と医療水準の向上を目指した研究班．抗HIV治療ガイドライン2022年3月.

30) 川田暁，佐藤貴浩，山本俊幸．見てわかる皮膚疾患　診察室におきたいアトラス．中外医学社．2019.

31) 谷崎隆太郎，他．HIV患者の梅毒治療におけるアモキシシリンの治療効果．日本エイズ学会誌．2014; 16. 550.

32) 厚生労働省．サル痘とは？リーフレット．
https://www.mhlw.go.jp/content/000957516.pdf

索引

84

著者略歴

岡 秀昭 （Hideaki Oka）

現職
埼玉医科大学総合医療センター病院長補佐
　同　　　　総合診療内科・感染症科教授

略歴
日本大学医学部　2000 年卒業
血液内科，呼吸器内科などの診療経験を通して，感染症診療教育の重要性を認識.
神戸大学病院感染症内科，荏原病院感染症科，東京高輪病院感染症内科などを経て
2017 年埼玉医科大学総合医療センター総合診療内科・感染症科 診療部長・准教授に着任.
2021 年より現職.

Dr. 岡の感染症ディスカバリーレクチャー
サル痘特講　　　　　　　　　　　　　　　　　　　　　　　Ⓒ

発　行	2022 年 11 月 1 日　1 版 1 刷	
著　者	岡　　秀　昭	
発行者	株式会社	中 外 医 学 社
	代表取締役	青　木　　滋
	〒 162-0805	東京都新宿区矢来町 62
	電　話	(03) 3268-2701 (代)
	振替口座	00190-1-98814 番

印刷・製本／横山印刷㈱　　　　　　　　　　　　　　　〈SK〉
ISBN978-4-498-02142-6　　　　　　　　　　Printed in Japan